D. Naber F. Müller-Spahn (Hrsg.) · Clozapin

unter Mitarbeit von F.-G. Pajonk

Springer
*Berlin
Heidelberg
New York
Barcelona
Budapest
Hongkong
London
Mailand
Paris
Santa Clara
Singapur
Tokio*

D. Naber F. Müller-Spahn (Hrsg.)

CLOZAPIN

Pharmakologie und Klinik
eines atypischen Neuroleptikums

Erfahrungen in der Langzeitbehandlung,
der Kombinationsbehandlung
und in der Kinder- und Jugendpsychiatrie

Unter Mitarbeit von F.-G. Pajonk

Mit 20 Abbildungen und 30 Tabellen

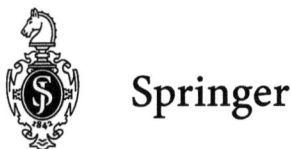

Springer

Professor Dr. med. D. Naber
Psychiatrische und Nervenklinik
Universitätskrankenhaus Eppendorf
Universität Hamburg
Martinistraße 52, D-20246 Hamburg

Professor Dr. med F. Müller-Spahn
Psychiatrische Universitätsklinik Basel
Wilhelm-Klein-Straße 27, CH-4025 Basel

Dr. med. F.-G. Pajonk
Psychiatrische und Nervenklinik
Universitätskrankenhaus Eppendorf
Universität Hamburg
Martinistraße 52, D-20246 Hamburg

Die Deutsche Bibliothek – CIP-Einheitsaufnahme
Clozapin: Pharmakologie und Klinik eines atypischen Neuroleptikums: Erfahrungen in der Langzeitbehandlung der Kombinationsbehandlung und in der Kinder- und Jugendpsychiatrie; mit 31 Tabellen / D. Naber; F. Müller-Spahn (Hrsg.). – Berlin; Heidelberg; New York; Barcelona; Budapest; Hongkong; London; Mailand; Paris; Santa Clara; Singapur; Tokio: Springer, 1997
ISBN-13:978-3-540-61696-7   e-ISBN-13:978-3-642-60551-2
DOI: 10.1007/978-3-642-60551-2

NE: Naber, Dieter [Hrsg.]

ISBN-13:978-3-540-61696-7 Springer-Verlag Berlin Heidelberg New York

Dieses Werk ist urheberrechtlich geschützt. Die dadurch begründeten Rechte, insbesondere die der Übersetzung, des Nachdrucks, des Vortrags, der Entnahme von Abbildungen und Tabellen, der Funksendung, der Mikroverfilmung oder der Vervielfältigung auf anderen Wegen und der Speicherung in Datenverarbeitungsanlagen, bleiben, auch bei nur auszugsweiser Verwertung, vorbehalten. Eine Vervielfältigung dieses Werkes oder von Teilen dieses Werkes ist auch im Einzelfall nur in den Grenzen der gesetzlichen Bestimmungen des Urheberrechtsgesetzes der Bundesrepublik Deutschland vom 9. September 1965 in der jeweils geltenden Fassung zulässig. Sie ist grundsätzlich vergütungspflichtig. Zuwiderhandlungen unterliegen den Strafbestimmungen des Urheberrechtsgesetzes.

© Springer-Verlag Berlin Heidelberg 1997

Die Wiedergabe von Gebrauchsnamen, Handelsnamen, Warenbezeichnungen usw. in diesem Werk berechtigt auch ohne besondere Kennzeichnung nicht zu der Annahme, daß solche Namen im Sinne der Warenzeichen- und Markenschutz-Gesetzgebung als frei zu betrachten wären und daher von jedermann benutzt werden dürften.
Produkthaftung: Für Angaben über Dosierungsanweisungen und Applikationsformen kann vom Verlag keine Gewähr übernommen werden. Derartige Angaben müssen vom jeweiligen Anwender im Einzelfall anhand anderer Literaturstellen auf ihre Richtigkeit überprüft werden.

Herstellung: ProEdit GmbH, D-69126 Heidelberg
Umschlaggestaltung: design + production GmbH, D-69121 Heidelberg
Satz: K+V Fotosatz GmbH, D-64743 Beerfelden
SPIN 10549608   25/3135-5 4 3 2 1 0 – Gedruckt auf säurefreiem

Vorwort

25 Jahre nach der Einführung im deutschsprachigen Raum und den meisten europäischen Ländern ist Clozapin immer noch das einzige atypische Neuroleptikum, zumindest nach der allgemein akzeptierten Definition: antipsychotische Wirkung ohne klinisch relevante motorische Nebenwirkungen.

Die Kenntnisse zu den erwünschten und unerwünschten Wirkungen von Clozapin sind in den letzten Jahren weiter vertieft worden, trotzdem gibt es noch viele offene Fragen. Themen der 4. Nürnberger Leponex-Gespräche, durchgeführt im November 1995, bezogen sich nicht nur auf Clozapin, z. B. stationäre und ambulante Langzeittherapie, Verschreibungsverhalten und Interaktionen mit anderen Psychopharmaka, sondern bezogen darüber hinaus auch allgemeine Themen wie Compliance, Versorgung durch den niedergelassenen Allgemeinmediziner und psychosoziale Faktoren in der Langzeitbehandlung mit ein. Wie bei den drei Veranstaltungen zuvor, war auch das 4. Nürnberger Leponex-Gespräch gekennzeichnet durch Vorträge erfahrener und klinisch sowie wissenschaftlich versierter Psychiater, angereichert und ergänzt durch lange intensive und sachdienliche Diskussionen.

Die Herausgeber

Inhaltsverzeichnis

Stationäre Langzeitbehandlung mit Clozapin 1
J. TEGELER

Langzeitbehandlung mit Clozapin
Ergebnisse einer retrospektiven Untersuchung
bei ambulanten psychiatrischen Patienten 11
H. R. WACKER, D. DAS und R. BATTEGAY

Wirksamkeit und Verträglichkeit von Clozapin
bei psychotischen Kindern und Jugendlichen 23
F. J. FREISLEDER, A. ALTHOFF und U. RÜTH

Lithium plus Clozapin in der Behandlung
schizoaffektiver Psychosen 33
T. MESSER und G. KURTZ

Interaktionen von Clozapin
mit anderen Psychopharmaka 39
H. WETZEL, A. SZEGEDI, I. ANGHELESCU,
S. HÄRTTER und C. HIEMKE

Die Verordnung von Clozapin
Eine pharmako-epidemiologische Untersuchung 59
R. STEINBERG, M. BÄR-DEGITZ, C. SCHMOOK
und C. SCHNEIDER

Alternativen zum Clozapin?
Klinische Erfahrungen mit Risperidon 89
F.-G. PAJONK, D. NABER und H. HIPPIUS

Zur Diagnostik und Therapie bei schizophrenen Psychosen
des Kindes- und Jugendalters 105
E. Schulz, M. Martin, C. Fleischhaker
und H. Remschmidt

Compliance mit neuroleptischer Langzeitbehandlung 123
M. C. Angermeyer, P. Müller, S. Priebe
und W. Löffler

Über die Betreuung schizophrener Patienten
in allgemeinärztlichen Praxen 133
F.-M. Stark, C. Haasen und T. Berghändler

Psychosoziale Faktoren in der Behandlung
der Schizophrenie 141
A. Finzen

Clozapin in der Kinder- und Jugendpsychiatrie
Auswertung eines zehnjährigen Drug-Monitorings 151
G.-E. Trott, P. Kreienkamp und H. Gold-Carl

Sachverzeichnis 159

Mitarbeiterverzeichnis

ALTHOFF, ANGELIKA, Dr.
Heckscher Klinik für Kinder- und Jugendpsychiatrie
Heckscherstraße 4, D-80804 München

ANGERMEYER, M.C., Prof. Dr. med.
Klinik und Poliklinik für Psychiatrie, Universität Leipzig
Johannisallee 20, D-04317 Leipzig

ANGHELESCU, I., Dr.
Psychiatrische Klinik, Universität Mainz
Untere Zahlbacher Straße 8, D-55131 Mainz

BATTEGAY, R., Prof. Dr.
Psychiatrische Universitätspoliklinik,
Kantonsspital Basel
Petersgraben 4, CH-4031 Basel

BENKERT, O., Prof. Dr.
Psychiatrische Klinik, Universität Mainz
Untere Zahlbacher Straße 8, D-55131 Mainz

BERGHÄNDLER, T., Dr.
Psychiatrische Klinik und Poliklinik,
Universitätskrankenhaus Eppendorf
Martinistraße 52, D-20246 Hamburg

BÄR-DEGITZ, MONIKA, Dr. med.
Pfalzklinik Landeck
Weinstraße 100, D-76889 Klingenmünster

DAS, D., Dipl. Psych.
Psychiatrische Universitätspoliklinik,
Kantonsspital Basel
Petersgraben 4, CH-4031 Basel

FINZEN, A., Prof. Dr. med.
Psychiatrische Universitätsklinik Basel,
Wilhelm-Kleine-Straße 27, CH-4056 Basel

FLEISCHHAKER, C., Dr. med.
Klinik für Kinder- und Jugendpsychiatrie,
Philipps-Universität Marburg
Hans-Sachs-Straße 6, D-35033 Marburg

FREISLEDER, F.J., Dr. med.
Heckscher Klinik für Kinder- und Jugendpsychiatrie
Heckscherstraße 4, D-80804 München

GOLD-CARL, HEIDEMARIE, Dr. med.
Klinik und Poliklinik für Kinder-
und Jugendpsychiatrie, Universität Würzburg
Füchsleinstraße 15, D-97080 Würzburg

HAASEN, C., Dr. med.
Psychiatrische Klinik und Poliklinik,
Universitätskrankenhaus Eppendorf
Martinistraße 52, D-20246 Hamburg

HÄRTTER, S., Dr. med.
Psychiatrische Klinik, Universität Mainz
Untere Zahlbacher Straße 8, D-55131 Mainz

HIEMKE, C., Prof. Dr.
Psychiatrische Klinik, Universität Mainz
Untere Zahlbacher Straße 8, D-55131 Mainz

HIPPIUS, HANS, Prof. Dr. med.
Psychiatrische Klinik der
Ludwig-Maximilians-Universität München,
Nußbaumstr. 7, D-80336 München

KREIENKAMP, PETRA, Dr. med.
Klinik und Poliklinik für Kinder- und
Jugendpsychiatrie, Universität Würzburg
Füchsleinstraße 15, D-97080 Würzburg

KURTZ, GABRIELE, Dr. med.
Klinik für Psychiatrie und Psychotherapie
Dr.-Mack-Str. 1, D-86156 Augsburg

LÖFFLER, W., Priv.-Doz. Dr. med.
Zentralinstitut für Seelische Gesundheit
J5, D-68159 Mannheim

MARTIN, M., Dr. med.
Klinik für Kinder- und Jugendpsychiatrie,
Philipps-Universität Marburg
Hans-Sachs-Straße 6, D-35033 Marburg

MESSER, T., Dr. med.
Psychiatrische Klinik und Poliklinik,
der Universität München
Nußbaumstraße 7, D-80336 München

MÜLLER, P., Prof. Dr.
Psychiatrische Universitätsklinik Göttingen
von-Siebold-Straße 5, D-37075 Göttingen

PAJONK, F.-G., Dr. med.
Psychiatrische und Nervenklinik,
Universitätskrankenhaus Eppendorf
Martinistraße 52, D-20246 Hamburg

PRIEBE, S., Prof. Dr.
Abteilung für Sozialpsychiatrie,
Freie Universität Berlin
Platanenallee 19, D-14050 Berlin

REMSCHMIDT, H., Prof. Dr. med. Dr. phil.
Klinik für Kinder- und Jugendpsychiatrie,
Philipps-Universität Marburg
Hans-Sachs-Straße 6, D-35033 Marburg

RÜTH, U., Dr.
Heckscher Klinik für Kinder- und Jugendpsychiatrie
Heckschestraße 4, D-80804 München

SCHMOOK, C., Dr. phil. Dipl.-Psych.
Pfalzklinik Landeck, Kliniken in Klingenmünster
Weinstraße 100, D-76889 Klingenmünster

SCHNEIDER, C., Dipl.-Psych.
Pfalzklinik Landeck, Kliniken in Klingenmünster
Weinstraße 100, D-76889 Klingenmünster

Schulz, E., Priv.-Doz. Dr. med.
Klinik für Kinder- und Jugendpsychiatrie,
Philipps-Universität Marburg
Hans-Sachs-Straße 6, D-35033 Marburg

Stark, F.-M., Prof. Dr. med., Dipl.-Psych.
Psychiatrische Klinik und Poliklinik,
Universitätskrankenhaus Eppendorf
Martinistraße 52, D-20246 Hamburg

Steinberg, R., Prof. Dr. med.
Pfalzklinik Landeck
Weinstraße 100, D-76889 Klingenmünster

Szegedi, A., Dr. med.
Psychiatrische Klinik, Universität Mainz
Untere Zahlbacher Straße 8, D-55131 Mainz

Tegeler, J., Priv.-Doz. Dr. med.
Psychiatrische Klinik,
Park-Krankenhaus Leipzig-Dösen
Städtische Klinik Leipzig-Südost
Chemnitzer Straße 50, D-04289 Leipzig

Trott, G.-E., Prof. Dr. med.
Klinik und Poliklinik für Kinder- und
Jugendpsychiatrie, Universität Würzburg
Füchsleinstraße 15, D-97080 Würzburg

Wacker, H.R., Priv.-Doz. Dr. med.
Psychiatrische Universitätsklinik, Kantonsspital Basel
Petersgraben 4, CH-4031 Basel

Wetzel, H., Dr. med.
Psychiatrische Klinik, Universität Mainz
Untere Zahlbacher Straße 8, D-55131 Mainz

Stationäre Langzeitbehandlung mit Clozapin

J. TEGELER

Einleitung

Es wird ein Überblick von aktuellen Ergebnissen der stationären Langzeitbehandlung mit Clozapin gegeben. Dabei soll zu folgenden Fragen Stellung genommen werden:
1. Bei welchen psychischen Erkrankungen kann eine Langzeitbehandlung mit Clozapin indiziert sein?
2. Welchen therapeutischen Einfluß hat Clozapin auf die Negativsymptomatik?
3. Wie ist die therapeutische Wirksamkeit von Clozapin auf therapieresistente Schizophrenien?
4. Wie ist die rezidivprophylaktische Wirksamkeit von Clozapin für schizophrene Psychosen?
5. Wie sollte Clozapin im Rahmen einer Langzeitbehandlung dosiert werden und welcher Zusammenhang besteht zwischen Dosis und Plasmaspiegel?
6. Hat Clozapin einen Einfluß auf die Compliance?
7. Welche Probleme ergeben sich aus einer Kombinationstherapie von Clozapin mit anderen Psychopharmaka?

Indikationen für eine Behandlung mit Clozapin

Die Verordnung von Clozapin ist bisher nur zur Behandlung akuter und chronischer Formen schizophrener Psychosen zugelassen, wenn der Patient auf andere vergleichbare Medikamente nicht anspricht oder diese nicht verträgt. Darüber hinaus gibt es bei einer Reihe von psychischen Erkrankungen mögliche Indikationen im Rahmen eines Therapieversuchs.

In zahlreichen Doppelblindstudien wurde gezeigt, daß Clozapin eine gute Wirkung auf akute Schizophrenien mit produktiver Symptomatik hat (Gerlach et al. 1974; Shopsin et al. 1979; Claghorn et al. 1987). Fischer-Cornelssen u. Ferner (1976) faßten die Ergebnisse aus mehreren europäischen Multizenterstudien zusammen. Von insgesamt 723 Patienten hatten 361 Clozapin und die übrigen ein anderes Neuroleptikum über 42 Tage erhalten. Dabei zeigte sich, daß 300 mg Clozapin/die eine gleichwertige antipsychotische Wirksamkeit besitzt wie 350 mg Chlorpromazin/die, 8 mg Haloperidol/die, 30 mg Trifluoperazin/die bzw. 100 mg Clopenthixol/die. Honigfeld et al. (1984) führten eine Doppelblindstudie mit 39 akut erkrankten schizophrenen Patienten durch, in der Clozapin mit 800 mg/die hinsichtlich der Besserung des psychopathologischen Befundes und im globalen Arzturteil Chlorpromazin mit 1600 mg/die bzw. Plazebo signifikant überlegen war.

Die Düsseldorfer Arbeitsgruppe um Klieser, Klimke und Heinrich führte vergleichende Studien mit Clozapin und anderen atypischen Neuroleptika durch. Klieser et al. (1994) behandelten 54 schizophrene Patienten mit einer akuten Exazerbation vier Wochen entweder mit Clozapin, Remoxiprid oder Haloperidol. Dabei konnte eine gute antipsychotische Wirkung festgestellt werden, ohne daß signifikante Präparatedifferenzen nachweisbar waren. Heinrich et al. (1994) verglichen Clozapin 400 mg/die mit Risperidon 4–8 mg/die bei 60 akut erkrankten Patienten. Bei beiden Behandlungsgruppen fand sich ein guter und vergleichbarer therapeutischer Effekt. Klieser et al. (im Druck) führten eine Metaanalyse der Ergebnisse aus drei Doppelblindstudien, in denen bei 180 Kranken mit einer akuten Exazerbation der Psychose Clozapin, Risperidon, Remoxiprid, Zotepin oder Haloperidol verabreicht worden waren, durch. Es konnte kein signifikanter Unterschied hinsichtlich der Wirksamkeit für einzelne Substanzen nachgewiesen werden.

Zahlreiche Autoren, wie z. B. McElroy et al. (1991), Bandelow (1992) sowie Naber u. Hippius (1992), kamen in retrospektiven Studien zu dem Ergebnis, daß Clozapin günstig auf schizoaffektive Psychosen wirkt.

Weller u. Kornhuber (1992) empfahlen Clozapin zur Behandlung von Wochenbettpsychosen, da diese Substanz im Gegensatz zu anderen Neuroleptika nur eine geringfügige Erhöhung des Plasmaprolaktinspiegels hervorruft. Systematische Untersuchungen zur Behandlung von Wochenbettpsychosen liegen bisher nicht vor.

Während Claghorn et al. (1987) und Cohen et al. (1991) unter Clozapin im Vergleich zu anderen Neuroleptika Akathisien in gleicher Häufigkeit beobachteten, berichteten Levin et al. (1992) kasuistisch über eine erfolgreiche Behandlung persistierender Akathisien mit Clozapin.

Es gilt als bewiesen, daß es unter einer Monotherapie mit Clozapin nahezu nicht zu Spätdyskinesien kommt. Demgegenüber wird die Wirksamkeit von Clozapin für die Behandlung manifester Spätdyskinesien kontrovers beurteilt (Tegeler 1992). So fanden Gerlach et al. (1974) und Caine et al. (1979) in Cross-over-Studien mit kleinen Fallzahlen keine besondere Wirksamkeit des Clozapins, während andere Autoren, wie z. B. Simpson et al. (1978), Cole et al. (1980) sowie Small et al. (1987), nach Absetzen der Vormedikation unter höheren Dosen von Clozapin (mindestens 400 mg/die) nach längerfristiger Behandlung eine günstige Entwicklung der Spätdyskinesien beobachteten. Lieberman et al. (1991) sahen bei 30 Patienten mit Spätdyskinesien unter höheren Dosen Clozapin (486–653 mg/die) nach 25 Monaten eine Besserung der Spätdyskinesien um

38%, wobei Kranke mit dystonen Bewegungsstörungen von der Behandlung besonders profitierten.

In Kasuistiken beschrieben Müller u. Herpertz (1977), McElroy et al. (1991) und Banov et al. (1994) einen positiven Effekt von Clozapin auf Manien. Einzelne Autoren, wie z. B. Buchard (1992), sahen bei einzelnen endogen depressiven Patienten mit Wahnideen oder Therapieresistenz eine Besserung unter Clozapin.

Nach Dose (1992) hat sich Clozapin in der Behandlung des Morbus Huntington bewährt. Fischer (1992) sah im Rahmen einer Langzeitbehandlung eine deutliche Besserung des Tremors unter Clozapin bei Kranken mit einem Morbus Parkinson.

Frankenburg u. Zanarini (1993) berichteten kasuistisch über eine Rückbildung von psychotischen Symptomen bei Borderline-Persönlichkeitsstörungen. Nach Ratey et al. (1993) soll Clozapin Aggressionszustände günstig beeinflussen.

Zusammenfassend ist festzustellen, daß die Wirksamkeit von Clozapin auf akute und chronische Verläufe schizophrener Erkrankungen eindeutig belegt ist, während für schizoaffektive Psychosen und Wochenbettpsychosen, für extrapyramidalmotorische Begleitwirkungen, für affektive Psychosen, für organische Psychosen und für Persönlichkeitsstörungen kontrollierte Studien mit größeren Fallzahlen bisher fehlen.

Clozapin bei Negativsymptomatik

Mehrere Autoren führten systematische Studien zur Wirksamkeit von Clozapin auf eine Negativsymptomatik durch. In einer Doppelblindstudie kamen Claghorn et al. (1987) zu dem Ergebnis, daß Clozapin besser als Chlorpromazin Negativsymptome beeinflußte. Besondere Bedeutung kommt den Ergebnissen der Studie von Kane et al. (1988) zu. Diese Autoren nahmen nur Patienten, die sich unter einer sechswöchigen Verordnung von zwei unterschiedlichen Neuroleptika in einer Dosierung von mindestens 1000 mg Chlorpromazin-Einheiten nicht gebessert hatten und die danach nicht günstig auf eine sechswöchige Behandlung mit Haloperidol in Dosierungen bis 60 mg/die angesprochen hatten, in ihre Untersuchung auf. Diese Patienten erhielten danach über 6 Wochen unter Doppelblindbedingungen entweder Clozapin bis 900 mg/die oder Chlorpromazin bis 1800 mg/die. Es zeigte sich, daß Clozapin in der Behandlung der Negativsymptomatik signifikant besser war als Chlorpromazin. Klieser u. Schönell (1990) sahen in einer Doppelblindstudie unter Clozapin eine signifikant bessere Wirksamkeit auf Negativsymptome als unter Haloperidol. Breier et al. (1994) kamen bei ambulant behandelten Patienten zu dem Ergebnis, daß Clozapin in der Behandlung sekundärer Negativsymptome Haloperidol überlegen war, während für primäre Negativsymptome keine differentiellen Effekte nachweisbar waren.

Angst et al. (1989) konnten in einer Metaanalyse mehrerer Studien keinen wesentlichen Unterschied zwischen Clozapin, Haloperidol oder Fluperlapin bezüglich der Wirksamkeit auf Negativsymptome feststellen. Nach Klieser et al. (1994) hatten sowohl Clozapin als auch Haloperidol bzw. Remoxiprid einen vergleichbaren Effekt auf Negativsymptome.

Die Mehrzahl der Autoren (Kane et al. 1988; Pickar et al. 1992; Deister et al. 1992; Tandon et al. 1993; Clozapine Study Group UK 1993) vertreten die Ansicht, daß Clozapin sowohl Positiv- als auch Negativsymptome günstig beeinflußt. Demgegenüber betonte Meltzer (1995), daß Clozapin Negativsymptome unabhängig von Positivsymptomen bessern kann. Tandon et al. (1993) sowie Kane et al. (1994) berichteten, daß eine Reduktion der Negativsymptome im Sinne einer Anergie mit einer Reduktion der Parkinson-Symptome (Akinesie) zusammenhängt. Lindenmayer et al. (1994) stellten fest, daß Clozapin sowohl Negativsymptome als auch Positivsymptome, kognitive Störungen und Depressionen bessern kann. Demgegenüber stellten Miller et al. (1994) keine signifikante Korrelation zwischen einer Reduktion der Negativsymptome mit einer Reduktion der Positivsymptome, der Depression und der Parkinson-Symptome fest.

Zusammenfassend ist festzustellen, daß nach Ansicht der meisten Autoren Clozapin einen besonders günstigen Effekt auf Negativsymptome besitzt, der anderen Neuroleptika ebenbürtig, wenn nicht überlegen ist. Inwieweit Clozapin Negativsymptome unabhängig von Positivsymptomen bessern kann ist nicht eindeutig belegt, auf Grund der Befunde von Meltzer (1995) und Miller et al. (1994) finden sich aber zumindest Hinweise für eine unabhängige Wirkung von Clozapin auf Negativsymptome.

Clozapin bei Therapieresistenz

Zahlreiche Autoren (Pickar et al. 1992; Tandon et al. 1993; Clozapine Study Group UK 1993; Miller et al. 1994; Lindenmayer et al. 1994) berichteten, daß sich bisher therapieresistente schizophrene Patienten nach Umstellung auf Clozapin wesentlich verbesserten. Dies betraf sowohl ersterkrankte Patienten (Szymanski et al. 1994) als auch mehrfacherkrankte Patienten. Claghorn et al. (1987) sowie Kane et al. (1988) kamen in ihren Doppelblindstudien zu dem Ergebnis, daß Clozapin bei bisher therapieresistenten Schizophrenen günstiger wirkte als Chlorpromazin. In der schon beschriebenen, methodisch sehr differenzierten Studie von Kane et al. (1988) betrug die Responderrate unter Chlorpromazin nur 4%, unter Clozapin hingegen 30%. Klieser u. Schönell (1990) und Breier et al. (1994) konnten in ihren Doppelblindstudien belegen, daß therapieresistente Patienten eher von Clozapin als von Haloperidol profitierten. Entsprechend der Analyse von Meltzer (1995) ist bei 20%–45% der bisher therapieresistenten Patienten eine Besserung, d. h. eine Reduktion des BPRS-Gesamtscores um mindestens 20 Punktwerte, zu erwarten. Während Kuoppasalmi et al. (1993) feststellten, daß sich eine Therapieresistenz vor allem in den ersten 3 Monaten der Behandlung mit Clozapin wesentlich bessert, betonte Meltzer (1995), daß Clozapin einen langfristigen günstigen Effekt entfalten kann.

Mehrere Autoren (Hagger et al. 1993; Meltzer 1995) wiesen darauf hin, daß sich die kognitiven Leistungen bei therapieresistenten Schizophrenen unter einer Behandlung mit Clozapin verbesserten. Dabei fanden Hagger et al. (1993) eine positive Korrelation zwischen der Verbesserung der kognitiven Leistungen mit einer Reduktion der Negativsymptomatik. Demgegenüber fanden Classen u. Laux (1988) sowie Goldberg et al. (1993) zwischen Clozapin und anderen Neuroleptika keinen wesentlichen Unterschied hinsichtlich einer Beeinflussung kognitiver Funktionen.

Zusammenfassend kann festgestellt werden, daß therapieresistente schizophrene Patienten besonders von einer Behandlung mit Clozapin profitieren.

Rezidivprophylaktische Wirksamkeit von Clozapin

Mehrere Arbeitsgruppen (Kirkegaard et al. 1982; Povlsen et al. 1985; Kuha u. Miettinen 1986; Lindström 1988; Naber u. Hippius 1991) kamen in retrospektiven Katamnesen von 1-12 Jahren zu dem Ergebnis, daß Clozapin einen günstigen therapeutischen Effekt auf chronisch schizophrene Verläufe, zum Teil mit Therapieresistenz oder mit Spätdyskinesien, entfaltet. Dieses Ergebnis wurde von Meltzer et al. (1991) in einer prospektiven Katamnese bestätigt. Die genannten Autoren wiesen darauf hin, daß sich der psychopathologische Befund bei 30%-50% der Patienten deutlich besserte, daß häufiger Entlassungen möglich waren, daß viele Patienten langfristig arbeitsfähig waren, daß die Verträglichkeit der Medikation und die Compliance besser waren und daß keine Spätdyskinesien auftraten.

Naber u. Hippius (1994) sowie Klimke u. Klieser (1995) kamen in Katamnesen mit der Spiegel-Methode, in der mehrjährige identische Zeiträume unter Clozapin bzw. unter anderen Neuroleptika verglichen worden sind, zu dem Ergebnis, daß Clozapin einen günstigen rezidivprophylaktischen Effekt besitzt. Nach Naber u. Hippius (1994) wurde die Rehospitalisierungsrate von ursprünglich 1,1±1,3 unter Clozapin auf 0.6±1,0 reduziert, und die Dauer der stationären Therapie wurde von ursprünglich 87±96 Tagen auf 42±47 Tage verkürzt. Klimke u. Klieser (1995) fanden in ihrer 5-Jahres-Katamnese, daß die Rehospitalisierungsrate pro Jahr von ursprünglich 0,48 auf 0,21 unter Clozapin zurückging, und daß die Dauer der stationären Therapie pro Jahr von ursprünglich 31,3 Tage auf 12,9 Tage reduziert wurde.

Dosierungen von Clozapin

Während in den deutschsprachigen Ländern unter ambulanten Bedingungen meistens 100-200 mg Clozapin/die verordnet werden und unter stationären Bedingungen die Tagesdosen meistens 200–300 mg betragen, werden in Skandinavien und in den USA häufig höhere Dosen verabreicht. Bei therapieresistenten Patienten werden in den USA überwiegend 600–800 mg/die Clozapin verschrieben.

Ackenheil u. Brau (1976) und Haring et al. (1990) fanden eine lineare Dosis-Plasmaspiegel-Beziehung. Nach Potkin et al. (1994) ist bei identischer Dosierung eine erhebliche interindividuelle Variabilität der Plasmaspiegel festzustellen. Nach Haring et al. (1990) sollen die Plasmaspiegel bei Rauchern, Männern und jüngeren Personen niedriger sein. Ackenheil u. Brau (1976) sowie Pickar et al. (1992) fanden keine Plasmaspiegel-Wirkungsbeziehung. Rohde et al. (1993) berechneten eine positive Korrelation zwischen dem Plasmaspiegel und der Therapieresponse. Nach Perry et al. (1991), Hasegawa et al. (1993) und Kronig et al. (1995) betrug die Schwellenkonzentration für Responder 350 ng/ml. Bei 420 ng/ml wurde die Responserate mit 73% zuverlässig eingeschätzt (Potkin et al. 1994).

Compliance unter einer Behandlung mit Clozapin

In den Langzeitkatamnesen von Povlsen et al. (1985) und Lindström (1988) wurde eine bessere Compliance unter Clozapin als unter anderen Neuroleptika registriert. Naber et al. (1992) konnte mit Hilfe einer Selbstbeurteilungsskala eine bessere subjektive Befindlichkeit unter Clozapin feststellen. Nach Klieser et al. (1995) äußerten viele mit Clozapin behandelte Patienten eine größere Zufriedenheit mit der Medikation. Naber u. Hippius (1993), Safferman et al. (1993) sowie Peacock u. Gerlach (1994) berechneten, daß die Compliance unter Clozapin zwischen 60% und 87% lag, während sie unter anderen Neuroleptika nur 30%–50% betrug. Verschiedene Autoren sehen einen engen Zusammenhang zwischen der guten Compliance unter Clozapin und dem Fehlen von extrapyramidal-motorischen Begleitwirkungen, vor allem von Parkinson-Syndromen und Akathisien. Naber u. Hippius (1994) sowie Klimke u. Klieser (1995) betonen den Zusammenhang von Compliance und positiver rezidivprophylaktischer Wirksamkeit. Lindenmayer et al. (1994) stellten einen engen Zusammenhang zwischen Compliance einerseits und einer Besserung von Therapieresistenz und kognitiven Störungen andererseits fest.

Kombinationen von Clozapin und anderen Psychopharmaka

Nach Müller-Spahn et al. (1992), Naber et al. (1992) sowie Gaebel et al. (1994) sind Kombinationen von Clozapin und anderen Psychopharmaka mit 30%–50% sehr häufig. Kombinationstherapien finden sich vor allem bei einer überlappenden Einstellung von Standardneuroleptika auf Clozapin, bei Therapieresistenz und bei persistierenden extrapyramidal-motorischen Begleitwirkungen. Müller-Spahn et al. (1992) sowie Quadbeck et al. (1993) empfehlen bei Therapieresistenz eine Kombination von Clozapin und Butyrophenonen. Vor einer Kombination von Clozapin mit trizyklischen Neuroleptika oder trizyklischen Antidepressiva wird im allgemeinen gewarnt. Es kann dabei zu einer Potenzierung von Begleitwirkungen (Delir, Agranulozytose, Sedation, Gewichtszunahme) kommen.

Besondere Vorsicht wird für die Kombination von Clozapin mit Lithium wegen einer Potenzierung von Begleitwirkungen (neurotoxische Erscheinungen, Krampfanfälle, Delir) und mit Carbamazepin (Agranulozytose, Sedation, Hauterkrankungen) empfohlen. Wegen einer Erhöhung der Plasmakonzentrationen von Clozapin unter gleichzeitiger Gabe von Serotonin-reuptake-Hemmern werden derartige Kombinationen nicht empfohlen.

Eine kurzfristige Kombination von Clozapin und Benzodiazepinen ist prinzipiell unproblematisch. Auf mögliche zentrale und kardiovaskuläre Interaktionen sollte jedoch sorgfältig, insbesondere zu Beginn der Therapie, geachtet werden.

Nach Naber et al. (1992) finden sich unter Kombinationen von Clozapin und anderen Psychopharmaka höhere Raten von unerwünschten Arzneimittelwirkungen (UAW), während Gaebel et al. (1994) keine entsprechende Differenzen feststellen konnten.

Zusammenfassend ist festzustellen, daß Clozapin möglichst als Monotherapie verordnet werden soll. Kombinationen von Clozapin mit Butyrophenonen oder mit Benzodiazepinen sind unproblematisch. Vor allem wegen des erhöhten Risikos von Agranulozytosen sollte Clozapin nicht mit trizyklischen Neuroleptika, trizyklischen Antidepressiva, mit Lithium oder Carbamazepin kombiniert werden. Unter einer gleichzeitigen Verabreichung von Clozapin und anderen Psychopharmaka sind Begleitwirkungen wahrscheinlich häufiger als unter einer Monotherapie.

Literatur

Ackenheil M, Brau H (1976) Antipsychotische Wirksamkeit im Verhältnis zum Plasmaspiegel von Clozapin. Arzneimittelforsch (Drug Res) 26:1156–1158

Angst J, Stassen HH, Woggon B (1989) Effect of neuroleptics on positive and negative symptoms and the deficit state. Psychopharmacology 99:41–46

Bandelow B (1992) Clozapin (Leponex) in der Behandlung von schizoaffektiven Psychosen, manischen Syndromen und Schlafstörungen. In: Naber D, Müller-Spahn F (Hrsg) Clozapin – Pharmakologie und Klinik eines atypischen Neuroleptikums. Schattauer, Stuttgart New York S 57–62

Banov MD, Zarate CA, Tohen M (1994) Clozapine therapy in refractory affective disorders: polarity predicts response in long-term follow-up. J Clin Psychiatry 55:295–300

Breier A, Buchmann RW, Kirkpatrick B et al. (1994) Effects of clozapine on positive and negative symptoms in outpatients with schizophrenia. Am J Psychiatry 151:20–26

Burchard JM (1992) Die Behandlung therapieresistenter Depressionen und blander Psychosen mit Clozapin (Leponex) In: Naber D, Müller-Spahn F (Hrsg) Clozapin –

Pharmakologie und Klinik eines atypischen Neuroleptikums. Schattauer, Stuttgart New York S 63-69

Caine ED, Polinsky RJ, Kartzinel R, Ebert MH (1979) The trial use of clozapine for abnormal involuntary movement disorders. Am J Psychiatry 136:317-320

Claghorn J, Honigfeld G, Abuzzahab S et al. (1987) The risks and benefits of clozapine versus chlorpromazin. J Clin Psychopharmacol 7:377-384

Classen W, Laux G (1988) Sensorimotor and cognitive performance of schizophrenic inpatients treated with haloperidol, flupenthixol, or clozapine. Pharmacopsychiatry 21:295-297

Clozapine Study Group (1993) The safety and efficacy of clozapine in severe treatment-resistant schizophrenic patients in the UK. Br J Psychiatry 163:150-154

Cohen BM, Keck PE, Satlin A, Cole JO (1991) Prevalence and severity of akathisia in patients of clozapine. Psychiatry 29:1215-1219

Cole JO, Gardos G, Tarsy D (1980) Drug trials in persistent dyskinesia. In: Fann WE, Smith RC, Davis JM (eds) Tardive dyskinesia, research and treatment. SP Medical and Scientific Books, New York, pp 419-427

Deister A, Marneros A, Conrad C, Fischer J (1992) Clozapin (Leponex) bei therapieresistenten chronischen schizophrenen Psychosen. In: Naber D, Müller-Spahn F (Hrsg) Clozapin – Pharmakologie und Klinik eines atypischen Neuroleptikums. Schattauer, Stuttgart New York, S 37-42

Dose M (1992) Clozapin (Leponex) in der Behandlung der Huntingtonschen Krankheit. In: Naber D, Müller-Spahn F (Hrsg) Clozapin – Pharmakologie und Klinik eines atypischen Neuroleptikums. Schattauer, Stuttgart New York, S 121-126

Fischer PA (1992) Clozapin (Leponex) in der Behandlung des Parkinson-Tremors. In: Naber D, Müller-Spahn F (Hrsg) Clozapin – Pharmakologie und Klinik eines atypischen Neuroleptikums. Schattauer, Stuttgart New York, S 83-88

Fischer-Cornellsen KA, Ferner UJ (1976) An example of European multi-center trials: multispectral analysis of clozapine. Psychopharmacol Bull 12:34-39

Frankenburg FR, Zanarini MC (1993) Clozapine treatment of borderline patients: a preliminary study. Compr Psychiatry 34:402-405

Gaebel W, Klimke A, Klieser E (1994) Kombination von Clozapin mit anderen Psychopharmaka. In: Naber D, Müller-Spahn F (Hrsg) Clozapin-Pharmakologie und Klinik eines atypischen Neuroleptikums. Springer, Berlin Heidelberg New York, S 43-58

Gerlach J, Koppelhus P, Helweg E (1974) Clozapine und haloperidol in a single-blind cross-over trial: therapeutic and biochemical aspects in the treatment of schizophrenia. Acta Psychiatr Scand 50:410-424

Goldberg TE, Greenberg RD, Griffin SF et al. (1993) The effect of clozapine on cognition and psychiatric symptoms in patients with schizophrenia. Br J Psychiatry 162:43-48

Hagger C, Buckley P, Kenny JT, Friedman L, Ubogy D, Meltzer HY (1993) Improvement in cognitive functions and psychiatric symptoms in treatment-refractory schizophrenic patients receiving clozapine. Biol Psychiatry 34:702-712

Haring C, Fleischhacker WW, Schett P et al. (1990) Influence of patient-related variables on clozapine plasma levels. Am J Psychiatry 147:1471-1475

Heinrich K, Klieser E, Lehmann E, Kinzler E, Hruschka H (1994) Risperidon versus clozapine in the treatment of schizophrenic patients with acute symptoms: a double blind randomized trial. Prog Neuro-Psychopharmacol Biol Psychiatry 18:129-137

Honigfeld G, Patin J, Singer J (1984) Clozapine: antipsychotic activity in treatment-resistent schizophrenics. Advan Ther 1:77-97

Kane J, Honigfeld G, Singer J et al. (1988) Clozapine for the treatment-resistant schizophrenic: a double-blind comparison with chlorpromazine. Arch Gen Psychiatry 45:789-796

Kane J, Safferman AZ, Pollack S et al. (1994) Clozapine, negative symptoms, and extrapyramidal side effects. J Clin Psychiatry 55:974–77
Kirkegaard A, Hammershoj E, Ostergard P (1982) Evaluation of side effects due to clozapine in long-term treatment of psychosis. Arzneimittelforsch 32:465–468
Klieser E, Schönell H (1990) Klinisch-pharmakologische Studie zur Behandlung schizophrener Minussymptomatik. In: Möller HJ, Pelzer E (Hrsg) Neuere Ansätze zur Diagnostik und Therapie schizophrener Minussymptomatik. Springer, Berlin New York, S 217–222
Klieser E, Strauss WH, Lemmer W (1994) The tolerability and efficacy of the atypical neuroleptic remoxipride compared with clozapine and haloperidol in acute schizophrenia. Acta Psychiatr Scand 89 (Suppl 380):68–73
Klieser E, Heinrich K, Lehmann E (in press) Risperidone in comparison with various treatments of schizophrenia. In: Kane J, Möller HJ (eds) 5-HT 2-antagonism in schizophrenia. Raven Press, New York
Klimke A, Klieser E (1995) Clozapin in der Rezidivprophylaxe. In: Naber D, Müller-Spahn F (Hrsg) Clozapin. Springer, Berlin Heidelberg New York Tokyo S 81–92
Kronig MH, Munne RA, Szymanski S et al. (1995) Plasma clozapine levels and clinical response for treatment-refractory schizophrenic patients. Am J Psychiatry 152:179–182
Kuha S, Miettinen E (1986) Long-term effect of clozapine in schizophrenia: A retrosective study of 108 chronic schizophrenics treated with clozapine for up to 7 years. Psykiatrisk Tidsskrift 40:225–230
Kuoppasalmi K, Rimon R, Naukkarinen H et al. (1993) The use of clozapine in treatment-refractory schizophrenia. Schizophr Res 10:29–32
Lieberman J, Saltz BL, Johns CA et al. (1991) The effects of clozapine on tardive dyskinesia. Brit J Psychiatry 158:503–510
Lindenmayer J-P, Grochowski S, Mabugat L (1994) Clozapine effects on positive and negative symptoms: A six-month trial in treatment-refractory schizophrenics. J Clin Psychopharmacology 14:20–204
Lindström LH (1988) The effect of long-term treatment of clozapine in schizophrenia: a retrospective study of 96 patients treated with clozapine for up to 13 years. Acta Psychiatr Scand 77:524–529
McElroy SL, Dessain EC, Pope JG Jr et al. (1991) Clozapine in the treatment of psychotic mood disorder, schizoaffective disorder and schizophrenia. J Clin Psychiatry 52:411–414
Meltzer HY (1986) Effect of neuroleptics on the schizophrenia syndrome. In: Dahl SG, Gram LF, Paul SM, Potter WZ (eds) Clinical pharmacology in psychiatry. Selectivity in psychotropic drug action – promises or problems. Springer, Berlin Heidelberg New York Tokyo, pp 255–265
Meltzer HY (1995) Multiple-outcome criteria in schizophrenia: an overview of outcome with clozapine. Eur Psychiatry 10, Suppl 1:19–25
Miller DD, Perry PJ, Cadoret RJ, Andreasen NC (1994) Clozapine's effect on negative symptoms in treatment-refractory schizophrenics. Compr Psychiatry 35:8–15
Müller P, Herpertz R (1977) Zur Behandlung manischer Psychosen mit Clozapin. Fortschr Neurol Psychiatr 45:420–424
Müller-Spahn F, Grohmann R, Modell S, Naber D (1992) Kombinationstherapie mit Clozapin (Leponex) – Wirkungen und Risiken. In: Naber D, Müller-Spahn F (Hrsg) Clozapin – Pharmakologie und Klinik eines atypischen Neuroleptikums. Schattauer, Stuttgart New York, S 161–169
Naber D, Hackl C, Marzelli B et al. (1992) Zur subjektiven Wirkung von Clozapin (Leponex) im Vergleich zu typischen Neuroleptika. In: Naber D, Müller-Spahn F (Hrsg) Clozapin – Pharmakologie und Klinik eines atypischen Neuroleptikums. Schattauer, Stuttgart New York, S 171–177

Naber D, Hippius H (1993) Indikation, Wirksamkeit und Verträglichkeit von Clozapin. Klinische Erfahrungen bei 1058 stationären Behandlungen. In: Naber D, Müller-Spahn F (Hrsg) Clozapin – Pharmakologie und Klinik eines atypischen Neuroleptikums. Neuere Aspekte der klinischen Praxis. Springer, Berlin Heidelberg New York Tokyo, S 91–101

Peacock K, Gerlach J (1994) Clozapine treatment in Denmark: Concomitant psychotropic medication and hematologic monitoring in a system with liberal usage practics. J Clin Psychiatry 55:44–49

Perry PL, Miller D, Arndt S, Cadoret RJ (1991) Clozapine and norclozapine plasma concentrations and clinical response of treatment refractory schizophrenic patients. Am J Psychiatry 148:231–235

Pickar D, Owen R, Litman R et al. (1992) Clinical and biological response to clozapine in patients with schizophrenia. Arch Gen Psychiatry 49:345–353

Potkin SG, Bera R, Gulasekaram B et al. (1994) Plasma clozapine concentrations predict clinical response in treatment-resistant schizophrenia. J Clin Psychiatry 55/9 (Suppl B):133–136

Povlsen UJ, Noring U, Fog R et al. (1985) Tolerability and therapeutic effect of clozapine: a retrospective investigation of 216 patients treated with clozapine for up to 12 years. Acta Psychiatr Scand 71:176–185

Quadbeck H, Klieser E, Schönell H (1993) Combined treatment with clozapine and high potency neuroleptic drugs in therapy resistant psychoses as ultima ratio. Pharmacopsychiatry 26:188

Rohde A, Adomeit A, Rao ML, Marneros A (1993) Clozapine: treatment response, side effects and serum neuroleptic activities in treatment refractory and in neuroleptic-intolerant patients. Pharmacopsychiatry 26:191

Saffermann AZ, Lieberman JA, Pollack S, Kane JM (1993) Akathisia and clozapine treatment. J Clin Psychopharmacol 13:286–287

Shopsin B, Klein H, Aaronson M, Collora M (1979) Clozapine, chlorpromazine and placebo in newly hospitalized acutely schizophrenic patients. Arch Gen Psychiatry 36:657–664

Simpson GM, Lee JH, Shrivastava RK (1978) Clozapine in tardive dyskinesia. Psychopharmacology 56:75–80

Small JG, Milstein V, Marhenke JD (1987) Treatment outcome with clozapine in tardive dyskinesia neuroleptic sensitivity and treatment-resistant psychosis. J Clin Psychiatry 48:263–267

Szymanski S, Masiar S, Mayerhoff D, Loebel A, Geisler S, Pollack S, Kane J, Lieberman J (1994) Clozapine response in treatment-refractory first-episode schizophrenia. Soc Biol Psychiatry 35:278–280

Tandon R, Goldman R, DeQuardo JR, Goldman M, Perez M, Jibson M (1993) Positive and negative symptoms covary during clozapine treatment in schizophrenia. J Psychiatr Res 27/4:341–347

Tegeler J (1992) Clozapin (Leponex) und Spätdyskinesien. In: Naber D, Müller-Spahn F (Hrsg) Chlozapin – Pharmakologie und Klinik eines atypischen Neuroleptikums. Schattauer, Stuttgart New York S 71–88

Weller M, Kornhuber J (1992) Differentielle Neurolepsie bei schizophrenen Psychosen im Wochenbett: Vorteile des atypischen Neuroleptikums Clozapin. Nervenarzt 63:440–441

Woggon B, Angst J (1976) Einzelne Aspekte der Behandlung mit Depotneuroleptika. In: Huber G (Hrsg) Therapie, Rehabilitation und Prävention schizophrener Erkrankungen. 3. Weissenauer Schizophreniesymposium, Lübeck-Travemünde. Schattauer, Stuttgart, S 191–200

Langzeitbehandlung mit Clozapin
Ergebnisse einer retrospektiven Untersuchung
bei ambulanten psychiatrischen Patienten

H. R. WACKER, D. DAS und R. BATTEGAY

Einleitung

Die Einführung von Clozapin zur Therapie schizophrener Psychosen (Angst et al. 1971; Stille u. Hippius 1971) brachte wegen der praktisch fehlenden extrapyramidalen Nebenwirkungen des Präparates einen wesentlichen Fortschritt für die medikamentöse Behandlung dieser psychischen Störung. Auch nachdem die Gefahr des Auftretens einer Leukopenie unter Clozapintherapie bekannt geworden war (Amsler et al. 1977; Idänpään-Heikkilä et al. 1977), konnte Clozapin unter Beachtung entsprechender Vorsichtsmaßnahmen weiter eingesetzt werden, und es wurde möglich, die Lebensqualität hauptsächlich für jene Kranken zu verbessern, die eine Langzeitbehandlung benötigten (Meltzer et al. 1990; Meltzer 1992).

Da nun Clozapin während mehr als 25 Jahren in der Therapie eingesetzt wurde, ist es angezeigt, die routinemäßige praktisch-klinische Verwendung dieses Arzneimittels in einer poliklinischen Ambulanz zu untersuchen, in der langjährige Erfahrungen mit dem Mittel gesammelt wurden (Battegay et al. 1977), und zwar gerade auch im Hinblick auf die bekannten Nebenwirkungen, die zur sorgfältigen Indikationsstellung und Überwachung der Behandlung zwingen. Die hier vorgestellten Befunde stellen einen Teil der Ergebnisse einer naturalistischen Studie dar, in deren Rahmen retrospektiv die Krankengeschichten derjenigen Patientinnen und Patienten ausgewertet wurden, die zwischen 1970 und 1992 an der Psychiatrischen Universitätspoliklinik Basel mit Clozapin behandelt worden waren. Die Untersuchung hatte u.a. zum Ziel, den ambulanten Einsatz von Clozapin unter den folgenden Gesichtspunkten zu beschreiben:

1. Behandlungsdauer mit Clozapin im ambulanten klinischen Alltag
2. Indikationsstellungen für eine Clozapintherapie aufgrund diagnostischer Kriterien sowie aufgrund der psychopharmakologischen Vorgeschichte der behandelten Patientinnen und Patienten
3. Erfassung der Blutbildveränderungen
4. Compliance der Patienten bezüglich Einnahme von Clozapin
5. Effekte der Clozapinbehandlung auf Hospitalisationshäufigkeit und -dauer in psychiatrischen Kliniken.

Methoden

Auswahl der Patienten

In die Studie wurden alle diejenigen Patientinnen und Patienten aufgenommen, die zwischen 1970 und 1992 an unserer Poliklinik eine Clozapinbehandlung begonnen hatten. Von den 236 ursprünglich berücksichtigten Krankengeschichten konnten 204 (86,4%) in die Untersuchung einbezogen werden, und 32 (13,6%) mußten wegen Unvollständigkeiten der Angaben von der Auswertung ausgeschlossen werden.

Datenmaterial

Als Datenmaterial standen die Einträge in die Krankengeschichten zur Verfügung mit Angaben zur Anamnese, zum psychopathologischen Befund, zur Diagnostik und zu therapeutischen Maßnahmen, insbesondere zum Einsatz von Komedikationen. Ebenso konnten aus den Krankenakten die Angaben über Indikationsstellungen, Medikamentencompliance, Beginn und Ende einer Behandlungsepisode und die Dauer und Häufigkeit psychiatrischer Hospitalisationen entnommen werden. Des weiteren wurden die Ergebnisse von Laboruntersuchungen und die Inhalte von zur Verfügung stehenden Gutachten und Berichten bei den Auswertungen mitberücksichtigt. Die Diagnosen, die Anlaß zur Behandlung mit Clozapin gaben, wurden durch die jeweils behandelnden Ärzte gemäß ICD-9 aufgrund der Heredität, der Vorgeschichte und des psychopathologischen Befundes anläßlich der klinischen Untersuchungen gestellt; sie wurden für vorliegende Arbeit übernommen.

Datenerhebungsinventar

Krankenaktenaufzeichnungen sind qualitativer Natur und werden in der Regel nicht standardisiert vorgenommen. Um die für die vorliegende Studie notwendigen statistischen Auswertungen durchführen zu können, wurde vorerst eine nach einheitlichen Kriterien aufgebaute Liste interessierender Kernvariablen mit Items unterschiedlicher Ausprägungen geschaffen und im Rahmen einer Pilotstudie bei 30 Krankengeschichten mit guter Dokumentation in bezug auf die Verlaufsparameter der Clozapintherapie auf Anwendbarkeit und Zuverlässigkeit hin geprüft. Zu diesem Zweck füllten zwei voneinander unabhängige Beurteiler anhand der Krankenakten die vorbereiteten Merkmalslisten aus und verglichen die vorgenommenen Kodierungen miteinander. Bei Nichtübereinstimmung erfolgte die Kodierung auf der Basis eines konsensuellen Entscheids. Das Datenerhebungsinventar wurde sodann aufgrund der in der Pilotstudie aufgedeckten Diskrepanzen revidiert und ergänzt, so daß angenommen werden darf, daß die Datenerhebung nach den in der Pilotstudie gesammelten Erfahrungen zuverlässig erfolgen konnte.

Resultate

Soziodemografische Daten

Das hier untersuchte Patientenkollektiv setzt sich aus 112 (54,9%) Frauen und 92 (45,1%) Männern zusammen. Bei Beginn der Clozapintherapie waren die Frauen im Mittel 41,3 (SD=14,7) Jahre und die Männer 33,4 (SD=13,3) Jahre alt; d.h. die Frauen waren bei Beginn der Behandlung signifikant älter als die Männer (t-Test: t=3,95, p=0.000) (Tabelle 1).

Behandlungsdauer mit Clozapin

Im Mittel wurden die Patientinnen und Patienten 5,4 Jahre mit Clozapin behandelt (Minimum: 0,5 Jahre, Maximum: 21 Jahre), wobei Therapieunterbrüche ausgeschlossen wurden. Männer und Frauen unterscheiden sich nicht signifikant hinsichtlich der Dauer der Clozapinmedikation (Tabelle 1).

Hauptdiagnosen

Wie aus Tabelle 2 ersichtlich ist, wurde Clozapin am häufigsten zur Therapie schizophrener Psychosen eingesetzt. 153 (75,0%) der 204 mit Clozapin behandelten Patientinnen und Patienten litten unter einer Erkrankung aus dem schizophrenen Formenkreis. Jedoch wurden auch organische Psychosen, drogeninduzierte Psychosen sowie schizoaffektive und affektive Psychosen mit Clozapin behandelt. Es ist nun zudem auffallend, daß die Indikation für eine Clozapintherapie nicht nur zur Behandlung von psychotischen Zustandsbildern gestellt wurde, sondern auch bei

Tabelle 1. Untersuchte Patientenpopulation

Merkmale	Frauen (n=112)	Männer (n=92)
Geschlechtsverteilung	54,9%	45,1%
Durchschnittsalter bei Therapiebeginn [J] (SD)	41,3 (14,7)	33,4 (13,3)
Mittlere Therapiedauer unter Clozapin [J] (SD)	5,4 (10,4)	5,4 (5,1)
Minimale Dauer [J]	0,5	0,5
Maximale Dauer [J]	21	21
Median Dauer [J]	3,8	3,8

Tabelle 2. Hauptdiagnosen bei Beginn der Clozapintherapie (n=204)

Diagnose	Anzahl Patienten	(%)
Organische Psychosen	6	2,9%
Drogeninduzierte Psychosen	5	2,5%
Schizophrene Psychosen	153	75,0%
Schizoaffektive Psychosen	12	5,9%
Affektive Psychosen	13	6,4%
Abnorme seelische Entwicklungen, inklusive Neurosen	15	7,4%

Tabelle 3. Indikationen für die Clozapinbehandlung (n=204)

Grund für Indikation	Anzahl Patienten
Psychotische Symptomatik ohne Vorbehandlung mit anderen NL	37 (18,1%)
Therapieresistenz bei anderen NL	50 (24,5%)
Symptomresistenz bei anderen NL	12 (5,9%)
Nebenwirkungen von anderen NL	51 (25,0%)
Behandlungskomplikationen	23 (11,3%)
Unbestimmt (andere Behandlungsstellen)	31 (15,2%)

„abnormen psychischen Entwicklungen und Reaktionen", inklusive bei Neurosen, zur Anwendung gelangte (15/204 [7,4%]).

Indikationsstellungen, Grund für Therapie der Wahl

Der Tabelle 3 kann entnommen werden, daß beinahe jede fünfte (37/204 [18,1%]) mit Clozapin behandelte Person des Untersuchungskollektivs dieses Medikament als Mittel erster Wahl bei Vorliegen einer psychotischen Symptomatik ohne Vorbehandlung mit einem anderen Neuroleptikum erhielt. Bei etwa je einem Viertel der Patientinnen und Patienten wurde Clozapin wegen Therapieresistenz anderer Neuroleptika (50/204 [24,5%]), respektive wegen Nebenwirkungen von anderen Neuroleptika (51/204 [25,0%]) verordnet. 8 dieser Patienten litten unter Dyskinesien und 42 unter verschiedenen anderen schweren extrapyramidalen Nebenwirkungen.

Bei 23 (11,3%) Patientinnen und Patienten wurden wegen anderen Behandlungskomplikationen mit klassischen Neuroleptika auf Clozapin gewechselt; davon bei 16 wegen Nebenwirkungen und gleichzeitiger Symptompersistenz, 5 wegen Medikamentenverweigerung und 2 wegen Mißbrauch von anticholinergisch wirksamen Antiparkinsonmitteln. Bei 12 mit anderen Neuroleptika behandelten Patientinnen und Patienten wurde wegen Auftreten von persistierenden Symptomen unter der Therapie

(Schlafstörungen, Angstzustände, Suizidalität, Zwangsgedanken, aggressive Impulsdurchbrüche etc.) auf Clozapin umgestellt.

Blutbildveränderungen

Bei 9 (4,4%) der erfaßten Patienten kam es im Laufe der Clozapintherapie zu Blutbildveränderungen, und zwar sank bei 7 (3,4%) die Gesamtleukozytenzahl auf unter 3500/mm^3, und bei 2 (1,0%) Patienten nahmen die neutrophilen Granulozyten auf unter 1500/mm^3 ab. Agranulozytosen konnten keine festgestellt werden.

Bei 3 der 9 Patienten mit festgestellten Leukozytopenien entwickelten sich die Blutbildveränderungen innerhalb der ersten 18 Behandlungswochen, bei den anderen 6 Patienten kam es erst nach jahrelanger Clozapintherapie (2,88 bis 16 Jahre) zu den erwähnten Blutbildveränderungen. Es konnten keine Zusammenhänge zwischen Alter, Geschlecht, Therapiedauer sowie Dosierung und dem Auftreten der Blutbildveränderungen festgestellt werden.

Als *mögliche Risikofaktoren* für die Blutbildveränderungen wurden Komedikationen bei den betreffenden Patientinnen und Patienten in Betracht gezogen. Bei 6 der 9 Personen mit auffallenden Blutbildveränderungen fanden sich keine Vor- und Komedikationen zu Clozapin, die ein erhöhtes Risiko für Leukopenien respektive Agranulozytosen mit sich bringen. Bei den drei übrigen Patienten traten die Blutbildveränderungen in Zusammenhang mit den folgenden Bedingungen auf: Ein Patient erhielt Clomipramin als Vor- und Komedikation bei beiden leukopenischen Werten. Ein weiterer Patient erhielt Phenytoin als Komedikation bei den leukopenischen Werten. Bei einem weiteren Patienten wurde 14 Tage vor Beginn der Clozapinmedikation unter Maprotilin eine einmalige Granulozytopenie festgestellt.

Weder ließen sich bei den 7 Patienten mit einer Leukopenie noch bei den 2 Patienten mit einer Granulozytopenie Folgeschäden durch die aufgetretenen Blutbildveränderungen feststellen. Die aufgetretenen Blutbildveränderungen normalisierten sich während der Beobachtungszeit wieder.

Bei 6 der 9 Patienten gaben die Leukopenien Anlaß zu einem Abbruch der Clozapinmedikation. Bei 4 dieser Kranken wurde später die Clozapinmedikation wegen Therapieresistenz und Nebenwirkungen unter Behandlung mit anderen Neuroleptika wieder aufgenommen, wobei im weiteren Verlauf der Therapie keine Leukopenien mehr auftraten. Bei den anderen 2 Patienten wurde die Medikation auf ein Thioxanthen- respektive Butyrophenonpräparat umgestellt.

Patientencompliance

Unter Patientencompliance verstehen wir die Fähigkeit eines Patienten, gemeinsam mit ihm vereinbarte Therapiemaßnahmen optimal einzuhalten. Sie setzt grundsätzlich Krankheitseinsicht voraus und ist nicht nur abhängig von Wirkungen und Nebenwirkungen der verordneten Medikation, sondern auch von den dem Patienten mitgeteilten Informationen über das Präparat sowie von anderweitig dem Patienten zugänglichen Wissen bezüglich der Eigenschaften des verordneten Medikamentes und seinen diesbezüglichen Einstellungen. Außerdem hängt sie in hohem Maße von der Qualität der Arzt-Patientenbeziehung ab (Linden u. Bohlken 1992).

In der vorliegenden Untersuchung wurde die Compliance entsprechend den Hinweisen in den Krankengeschichten auf einer 5-Punkte-Skala eingestuft, und für die hier dargestellte Auswertung wurde das Ausmaß der Compliance 3 Güteklassen zugeordnet:

Gute Compliance (Scorewert 1): genaue Einhaltung der Medikation oder adäquate, geringe selbständige Dosisänderungen, aber keine grundlosen Dosisveränderungen oder Unterbrechungen.

Mäßige Compliance (Scorewert 2–3): nicht indizierte Dosisveränderungen durch den Patienten und gelegentliche Medikationsunterbrechungen bis zu 7 Tagen.

Schlechte Compliance (Scorewert 4–5): wiederholt gravierende, nicht indizierte Dosisveränderungen oder explizite Medikamentenverweigerung wegen mangelnder Einsicht in die Behandlungsbedürftigkeit und Medikationsunterbrechungen, die länger als eine Woche dauerten.

Aufgrund eines lückenlos dokumentierten Behandlungsverlaufs konnte bei 185 Patientinnen und Patienten die Compliance eingeschätzt werden. Gemäß den verwendeten Kriterien wurde die Compliance bei 84 (45,4%) Patientinnen und Patienten als gut, bei 55 (29,7%) Personen als mäßig und bei 46 (24,8%) der Beurteilten als schlecht eingestuft.

Es ließen sich keine Zusammenhänge zwischen Compliance und Geschlecht, Alter zu Beginn der Clozapinbehandlung, Dauer der psychiatrischen Vorbehandlung, Hospitalisationsdauer unter Clozapin, Höhe der häufigsten Tagesdosis und Berufssituation bei Beginn der Clozapinbehandlung ausmachen.

Demgegenüber konnten jedoch statistisch signifikante Zusammenhänge zwischen den folgenden Merkmalen und der Compliance gefunden werden:

1. *(Abb. 1):* Patienten, die *in ihrer Herkunftsfamilie* oder *in der eigenen Familie* lebten, wiesen eine *signifikant bessere Compliance* auf als Patienten, die *alleine* lebten oder *in einem Heim* wohnten oder *Mitglied einer Mischfamilie* waren.
2. *(Tabelle 4):* Patienten mit *guter Compliance* wiesen eine *signifikant niedrigere höchste Tagesdosierung* auf als Patienten mit mäßiger oder schlechter Compliance.

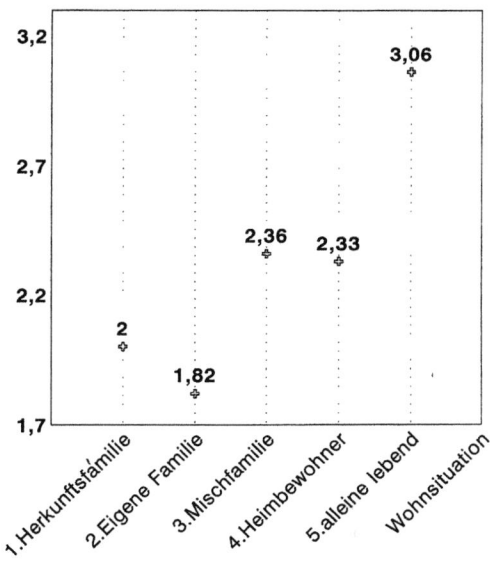

Abb. 1. Compliance in bezug auf Einnahme von Clozapin und konstante Wohnsituation (n=185).
Compliance: *1* gut; *3* mäßig; *5* schlecht.
Statistisch signifikante Unterschiede (t-Test)
(5) vs. (1): p<0.0001
(5) vs. (2): p<0.001
(5) vs. (4): p<0.05
(3) vs. (1): p<0.001
(3) vs. (2): p<0.05

3. *(Tabelle 4)*: Patienten mit *guter Compliance* wurden während der Clozapinbehandlung signifikant *weniger häufig psychiatrisch hospitalisiert* als Patienten mit mäßiger oder schlechter Compliance.
4. *(Tabelle 4)*: Patienten mit *guter* und *mäßiger Compliance* hatten eine signifikant längere *durchschnittliche Hospitalisationsdauer* vor der Clozapinbehandlung als Patienten mit schlechter Compliance.

Hospitalisationshäufigkeiten und -dauer

Bei 146 Patientinnen und Patienten konnten die Anzahl der psychiatrischen Hospitalisationen unter Behandlung mit Clozapin sowie unter Therapie mit einem anderen Neuroleptikum bestimmt werden. Im Mittel wurden diese Patienten während der Behandlungszeit mit Clozapin 0,19 (SD=0,36) mal pro Jahr psychiatrisch hospitalisiert, währenddessen sie während der Therapie mit einem anderen Neuroleptikum im Mittel 0,52 (SD=0,84) mal pro Jahr einer psychiatrischen Klinik zugewiesen werden mußten, d.h. während der Behandlung mit anderen Neuroleptika mußten die Patienten im Schnitt jährlich 2,7mal häufiger stationär behandelt werden als unter Clozapintherapie.

In bezug auf die mittlere jährliche Hospitalisationsdauer während der Beobachtungszeit kann festgehalten werden, daß diese unter Clozapin im Mittel 18,25 (SD=40,15) Tage betrug und während der Therapie mit anderen Neuroleptika im Mittel 43,8 (SD=73,0) Tage lang war. Der Unterschied ist signifikant (t-Test: t=-4.13, df=145; p=0.000).

Insgesamt kann somit festgestellt werden, daß sowohl die mittlere jährliche Hospitalisationshäufigkeit als auch die mittlere Hospitalisationsdau-

Tabelle 4. Compliance und maximale Clozapintagesdosis, mittlere Hospitalisationszahl während und durchschnittliche Hospitalisationsdauer vor Clozapintherapie

	Compliance gut (a)	Compliance mäßig (b)	Compliance schlecht (c)	Signifikanzen t-Test
Maximale Tagesdosis (mg)				
(Mittelwerte, SD)	244,53	369,39	328,75	(a) vs. (b): p=0,006
	(186,16)	(263,85)	(207,21)	
Anzahl Patienten	n=84	n=55	n=46	(a) vs. (c): p=0,03
Durschnittl. Hospitalisationszahl				
Unter Clozapin,	0,34	1,32	1,10	(a) vs. (b): p=0,009
Mittelwert, (SD)	(0,56)	(2,85)	(1,45)	
Anzahl Patienten	n=70	n=38	n=30	(a) vs. (c): p=0,04
Durchschnittl. Hospitalisationsdauer (Tage)				
Vor Clozapin,	90,63	111,24	40,08	(c) vs. (b): p=0,046
Mittelwert (SD)	(129,25)	(207,86)	(42,01)	
Anzahl Patienten	n=70	n=38	n=30	(c) vs. (a): p=0,001

er pro Jahr durch die Clozapinbehandlung im Vergleich zur Therapie mit anderen Neuroleptika in statistisch bedeutsamem Ausmaß reduziert werden konnte.

Diskussion

Besonderheiten und Aussagekraft der Studie

Diese Studie stellt das Ergebnis einer retrospektiv durchgeführten Untersuchung dar, und die daraus zu ziehenden Schlüsse sind dementsprechend vorsichtig zu ziehen, zumal da die Dokumentation in den Krankengeschichten nicht immer lückenlos vorgenommen wurde und Begründungen für einzelne Therapieentscheide nicht immer einsichtig waren. Die vorliegenden Daten aus den Krankengeschichten erlauben keine zuverlässige Bestimmung des Ausgangs der Erkrankung unter der Behandlung. Die Ergebnisse können jedoch Aufschlüsse über die praktisch-klinische Anwendung von Clozapin über längere Zeitabschnitte hin geben. Dies ist deswegen bedeutungsvoll, da bis dahin vergleichsweise nur wenige Langzeitstudien über Clozapinbehandlungen vorliegen (Povlsen et al. 1985; Lindström 1988, 1994; Burchard 1995).

Die hier referierten Ergebnisse beziehen sich auf 204 Patientinnen und Patienten, die zwischen 1970 und 1992 während durchschnittlich 5,4 Jahren mit Clozapin behandelt worden waren. Die gesamte Beobachtungszeit dieser Untersuchung erstreckt sich somit über eine mehr als zwei Jahrzehnte lang dauernde Zeitspanne, in der zunehmend praktisch-klinische Erfahrungen bezüglich Indikationsstellungen, Wirkungen und Nebenwirkungen des Präparats gesammelt werden konnten. So können die Resultate der vorgelegten naturalistischen Erhebung hinsichtlich der Indikationsstellungen auch als Resultante eines Prozesses zunehmender klinischer „Vertrautheit" mit Clozapin interpretiert werden.

Indikationsstellungen

Im Rahmen der praktisch-poliklinischen Tätigkeit wurde Clozapin entsprechend der klassischen Indikationsstellung bei 3/4 der damit behandelten Patientinnen und Patienten für Erkrankungen aus dem schizophrenen Formenkreis eingesetzt. Dabei wurde bei einem nicht unbeträchtlichen Anteil der Behandelten (18,1%) Clozapin als Therapie erster Wahl eingesetzt – möglicherweise deswegen, weil z.T. die Therapeuten von vorneherein eine Extrapyramidalsymptomatik vermeiden wollten.

Zudem wurde das Präparat aber auch bei einem kleinen Anteil von Patienten (bei 7,4% der Behandelten) entgegen den derzeitig gültigen Empfehlungen der Herstellerfirma bei abnormen psychischen Entwicklungen, inklusive Neurosen, verwendet. Es muß aufgrund der Angaben in den Krankengeschichten angenommen werden, daß dabei die Indikation nicht aufgrund einer nosologisch orientierten, sondern auf dem Boden einer symptomgeleiteten Diagnostik erfolgte (z.B. Probleme der Impulskontrolle, schweres auto-/heteroaggressives Verhalten).

Nebenwirkungen auf das Blutbild

Von den möglichen Nebenwirkungen wurden im Rahmen dieser Arbeit lediglich die Leuko- und Granulozytopenien dargestellt. Die Prävalenz einer Leukopenie wird auf 3% (Bleehen 1993), die einer Granulozytopenie auf 2,8% (Krupp u. Barnes 1989) und einer Agranulozytose auf 0,6% (Krupp u. Barnes 1992) geschätzt. Diese Angaben entsprechen etwa den in unserem Kollektiv gefundenen Werten (3,4% Leukopenien, 1% Granulozytopenien). Die aufgetretenen 9 Leukopenien und Granulozytopenien führten zwar zu 2 Abbrüchen, jedoch zu keinen Folgeschäden, und verursachten bei einer Wiederaufnahme der Clozapinbehandlung bei 4 Patienten keine weiteren leukopenischen Blutbildveränderungen. Im Rückblick erscheint dieses Vorgehen deswegen riskant, weil der pathogenetische Mechanismus der Leuko- und Granulozytopenie immer noch nicht in den Details bekannt ist.

In bezug auf die Zeit des Auftretens der erwähnten Blutbildveränderungen ist bei den hier beschriebenen Patienten bemerkenswert, daß die Mehrzahl der Patienten (6/9) erst nach jahrelangem Einsatz des Präparates (2,9–16 Jahre) eine Leukozytopenie entwickelte. Diese Beobachtung widerspricht den diesbezüglichen bis dahin gesammelten Erfahrungen, gemäß denen die größte Auftretenswahrscheinlichkeit einer Leukozytopenie für die Zeit während der ersten 18 Behandlungswochen zu erwarten sei (Bleehen 1993), obgleich die grundsätzliche Möglichkeit der Entstehung einer Leukozytopenie auch nach jahrelanger Behandlung als für gegeben erachtet wurde. Es bleibt ungeklärt, weswegen im untersuchten Kollektiv die erfaßten Blutbildveränderungen bei diesen Patienten erst so spät auftraten. Die beschriebene Beobachtung weist jedoch darauf hin, daß es angebracht ist, gerade auch bei Langzeittherapien mit Clozapin regelmäßige Blutbildkontrollen durchzuführen.

Patientencompliance

Die in Übersichtsarbeiten veröffentlichten Angaben zur Compliance bei einer Neuroleptikatherapie schwanken zwischen 11% und 59% (Babiker 1986; Kane u. Borenstein 1985). Dabei ist anzunehmen, daß mit zunehmender äußerer Kontrolle der Medikamenteneinnahme die Compliance verbessert wird. Die Patientencompliance dürfte deswegen in der Regel im stationären Bereich optimaler sein als im Rahmen einer ambulanten Therapie, in der der behandelnde Arzt selbst nur eine lückenhafte Überwachung der Medikamenteneinnahme durchführen kann und diese allenfalls Angehörigen oder Mitbewohnern überantwortet. In unserer Untersuchung konnte für 45,4% der Behandelten eine gute Compliance attestiert werden, und bei 29,7% der Patienten wurde die Compliance als „mäßig" eingestuft. Dabei ließ sich nachweisen, daß Patientinnen und Patienten, die in der eigenen Familie oder in der Herkunftsfamilie wohnten, eine bessere Compliance aufwiesen als Behandelte, die alleine lebten oder in einem Heim wohnten oder Mitglied einer Mischfamilie waren. Es darf daraus geschlossen werden, daß vor allem besser integrierte, wahrscheinlich auch weniger Schwerkranke, die einer relativ hohen sozialen Kontrolle durch gut vertraute Angehörige unterstehen, bezüglich Medikamenteneinnahme zuverlässig sein können. Eine gute Compliance wiesen auch vorwiegend solche Kranke auf, die eine relativ niedrige Dosierung des Medikaments benötigten und demzufolge auch weniger Nebenwirkungen des Präparates zu spüren bekamen. Darüber hinaus ist natürlich anzunehmen, daß Clozapin selbst wegen des günstigen Nebenwirkungsprofils die Compliance begünstigt haben dürfte.

Effekte der Clozapinbehandlung
auf die Hospitalisationshäufigkeit und -dauer

Wie sich aus unserer Untersuchung ergibt, mußten die Patientinnen und Patienten während der Clozapinbehandlung nicht nur weniger lang, sondern auch weniger häufig hospitalisiert werden als in Zeiten, in denen sie andere Neuroleptika einnahmen. Während durch die Einführung der Neuroleptika im Vergleich zur vorneuroleptischen Ära lediglich die Gesamthospitalisationsdauer verkürzt wurde (Battegay u. Gehring 1968), konnte durch eine adäquate Behandlung mit Clozapin auch die Hospitalisationsfrequenz erniedrigt werden, d. h. es wurde dem sog. „Drehtürphänomen" bis zu einem gewissen Grade Einhalt geboten. Die in der vorliegenden Untersuchung nachgewiesene Verminderung der Hospitalisationshäufigkeit und -dauer unter Clozapinbehandlung steht in Einklang mit den Ergebnissen anderer Studien (León 1979; Meltzer 1992; Naber et al. 1992).

Insgesamt kann aus den Ergebnissen hinsichtlich der Effekte der Clozapintherapie auf die Hospitalisationshäufigkeit und -dauer vermutet werden, daß die gute Patientencompliance, die sich wohl auf das relativ günstige Nebenwirkungsprofil zurückführen läßt, wesentlich zur Verminderung der Hospitalisationsdauer und -häufigkeit beigetragen haben dürfte. Wie sich aus dem Befund der besseren Compliance bei Patienten mit einer längeren Hospitalisationsdauer vor der Clozapinbehandlung ergibt, dürfte unabhängig von der Art der Medikation für die Optimierung der Compliance auch die Tatsache mitgewirkt haben, daß die Krankheitseinsicht durch die langen Hospitalisationen wohl verbessert wurde.

Mitzuberücksichtigen bei der Interpretation der vorliegenden Ergebnisse hinsichtlich der Verminderung der Hospitalisationsfrequenzen und -dauer ist allerdings auch der Umstand, daß sich während der Beobachtungszeit das ambulante Behandlungsangebot verbessert hat und die sozialpsychiatrischen Bemühungen um die hauptsächlich schizophrenen Patienten intensiviert wurden. Es ist schwer abzuschätzen, in welchem Ausmaß die beiden in die gleiche Richtung zielenden Wirkfaktoren der Pharmakotherapie mit Clozapin und der Sozialtherapie miteinander interagierten.

Literatur

Amsler HA, Teerenhovi L, Barth E, Harjula K, Vuopio P (1977) Agranulocytosis in patients treated with clozapine. A study of the Finnish epidemic. Acta Psychiatr Scand 56:241–248
Angst J, Bente D, Berner P et al. (1971) Das klinische Wirkungsbild von Clozapin (Untersuchung mit dem AMP-System). Pharmakopsychiatry 4:201–211
Babiker IE (1986) Noncompliance in schizophrenia. Psychiatr Dev 4:329–337
Battegay R, Gehring A (1968) Vergleichende Untersuchungen an Schizophrenen der präneuroleptischen und der postneuroleptischen Aera. Pharmakopsychiatrie, Neuro-Psychopharmakologie 2:107–122
Battegay R, Cotar B, Fleischhauer J, Rauchfleisch U (1977) Results and side effects of treatment with clozapine (Leponex R). Compr Psychiatry 18:423–428
Bleehen T (1993) Leponex Clozaril. Literature Review. Edited by Sandoz Pharma Ltd, Basel Switzerland
Burchard JM (1995) Clozapin in der Langzeitbehandlung. In: Naber D, Müller-Spahn F (Hrsg) Clozapin. Pharmakologie und Klinik eines atypischen Neuroleptikums. Springer, Berlin Heidelberg New York Tokyo

Idänpään-Heikkilä J, Alhava E, Olkinuora M, Palva IP (1977) Agranulocytosis during treatment with clozapine. Eur J Clin Pharmacol 11:193-198

Kane HM, Borenstein M (1985) Compliance in long-term treatment of schizophrenia. Psychopharmacol Bull 21:23-27

Krupp P, Barnes P (1989) Leponex-associated granulocytopenia: a review of the situation. Psychopharmacology 99:118-S121

Krupp P, Barnes P (1992) Clozapine associated agranulocytosis: Risk and aetiology. Br J Psychiatry 160 (Suppl 17):38-40

León CA (1979) Therapeutic effects of clozapine: a 4-year follow-up of a controlled clinical trial. Acta Psychiatr Scand 59:471-480

Linden M, Bohlken J (1992) Compliance and Psychopharmakotherapie. In: Riederer P, Laux G, Pöldinger W (Hrsg) Neuro-Psychopharmaka. Ein Therapie Handbuch, Bd 1. Springer, Wien New York, S 201-210

Lindström LH (1988) The effect of long-term treatment with clozapine in schizophrenia: A retrospective study in 96 patients treated with clozapine for up to 13 years. Acta Psychiatr Scand 77:524-529

Lindström LH (1994) Long-term and clinical outcome studies in schizophrenia in relation of the cognitive and emotional side effects of anitpsychotic drugs. Acta Psychiatr Scand 89 (Suppl 380):74-76

Naber D, Holzach R, Perro C, Hippius H (1992) Clinical management of Clozapine patients in relation to efficacy and side-effects- Br J Psychiatry 160 (Suppl 17):54-59

Meltzer HY, Burnett S, Bastani B, Ramirez LF (1990) Effects of six months of clozapine treatment on the quality of life of chronic schizophrenic patients. Hosp Commun Psychiatry 41:892-897

Meltzer HY (1992) Dimensions of outcome with clozapine. Br J Psychiatry 160 (Suppl 17):46-53

Povlsen UJ, Noring U, Fog R, Gerlach J (1985) Tolerability and therapeutic effect of clozapine. Acta Psychiatr Scand 71:176-185

Stille G, Hippius H (1971) Kritische Stellungnahme zum Begriff der Neuroleptika (anhand von pharmakologischen und klinischen Befunden mit Clozapin). Pharmakopsychiatry 4:182-191

Wirksamkeit und Verträglichkeit von Clozapin bei psychotischen Kindern und Jugendlichen

F. J. FREISLEDER, A. ALTHOFF und U. RÜTH

Schizophrene Kinder und Jugendliche unterscheiden sich von erwachsenen Psychotikern vor allem dadurch, daß sie sich in individuell unterschiedlichen psychischen Entwicklungsphasen befinden. Diesem besonderen Reifungsaspekt kommt bei der Entstehung eines prinzipiell mehrdimensionalen psychiatrischen Therapiekonzepts eine wichtige Bedeutung zu: Während im Stadium der Remission oder bei früher Chronifizierung eine stützende Psychotherapie und pädagogisch-verhaltenstherapeutisch ausgerichtete Trainingsverfahren zur Verbesserung kognitiver Basisfunktionen und sozialer Kompetenzen im Vordergrund stehen, ist im akuten Schub der Erkrankung zur Kupierung florider psychotischer Symptome auch beim Heranwachsenden eine psychopharmakologische Behandlung mit Neuroleptika regelmäßig unverzichtbar. Im Jugendalter kann sie versuchsweise bereits bei blanden schizophrenen Prodromalzeichen sinnvoll und auch bei Bestehen sog. Minussymptome indiziert sein (Freisleder 1993a).

Der Einsatz von psychotrop wirksamen Medikamenten bei seelisch kranken Kindern und Jugendlichen ist immer wieder ein nicht nur in der Öffentlichkeit, sondern auch in Fachkreisen kontrovers diskutiertes Reizthema. Erst in jüngerer Zeit konnten in Deutschland durch eine sorgfältig angelegte verbrauchsepidemiologische Untersuchung altbekannte Vorurteile einer angeblich weit verbreiteten und dabei unkritisch durchgeführten Psychopharmakotherapie Heranwachsender durch Ärzte eindeutig widerlegt werden (Trott et al. 1993). Für die, trotz dieser Fakten, auch unter Fachkollegen gelegentlich anzutreffende Skepsis gegenüber einer Psychopharmakabehandlung gibt es vor allem eine historische Ursache: Die noch verhältnismäßig junge Disziplin Kinder- und Jugendpsychiatrie ist, verglichen mit der eher an somatisch-biologischen Konzepten ausgerichteten Allgemeinpsychiatrie, stärker in nichtmedizinischen Fächern wie Heilpädagogik sowie Tiefen- und Sozialpsychologie verwurzelt. Bis heute resultiert daraus, zumindest tendenziell, ein etwas anderes Verständnis im Hinblick auf Genese und Therapie psychischer Erkrankungen – mit der Konsequenz einer manchmal schon reflexhaften Überbewertung von erlebnisreaktiven Entstehungsfaktoren von gestörtem Erleben und Verhalten. Als besonders verhängnisvoll kann sich diese Einstellung erweisen, wenn gerade einem an einer schizophrenen Psychose erkrankten Jugendlichen - etwa aus dogmatischen Gründen - eine Neuroleptikatherapie vorenthalten bleibt.

Zweifellos besitzt bei der psychiatrischen Therapie schizophrener Kinder und Jugendlicher der Einsatz von Neuroleptika einen zentralen Stellenwert. Die wichtigste Rolle spielen Antipsychotika bei der Behandlung florider Symptome im akuten Schub. Aber auch nach dem Abklingen einer ersten schizophrenen Episode oder nach wiederholten Manifestationen haben Neuroleptika in der Kinder- und Jugendpsychiatrie als rezidivprophylaktische Medikation eine ganz wesentliche Bedeutung (Freisleder 1993b). Bekanntlich zeigen die auf dem Markt zur Verfügung stehenden konventionellen Neuroleptika eine Reihe gruppenspezifischer Nebenwirkungen. Gemeint sind hier vor allem extrapyramidalmotorische Symptome, wie die bei Jugendlichen allem Anschein nach häufiger als bei Erwachsenen auftretenden Frühdyskinesien, das Parkinsonoid, die Akathisie und die gefürchteten Spätdyskinesien, die der Jugendpsychiater selbst allerdings eher selten zu Gesicht bekommt. Diese Effekte werden gerade von einem an Schizophrenie erkrankten Jugendlichen, der ohnehin oft durch paranoid-halluzinatorisches Erleben schon erheblich beeinträchtigt ist, als beängstigend und quälend erlebt. Und auch die betroffenen Eltern, deren Mitwirken für eine gute Compliance unerläßlich ist, werden durch diese Nebenwirkungsphänomene zusätzlich verunsichert. Ferner hat sich herausgestellt, daß die herkömmlichen Neuroleptika bei denjenigen jugendlichen Patienten, die unter einer Minussymptomatik leiden, oft nur unbefriedigende Ergebnisse erzielen. Diese Gründe weisen auf die Bedeutung hin, die der Entwicklung von neuen, besser verträglichen Neuroleptika gerade für das Jugendalter beizumessen ist.

Vor diesem Hintergrund hat sich in den letzten Jahren das atypische Neuroleptikum Clozapin als äußerst hilfreiche Alternative erwiesen. Clozapin ist einerseits besonders dann indiziert, wenn jugendliche Schizophreniepatienten erfolglos mit konventionellen Neuroleptika vorbehandelt wurden oder in solchen Fällen, in deren Behandlungsverlauf erhebliche intolerable extrapyramidalmotorische Nebenwirkungen aufgetreten sind. Dies trifft nach unserer Erfahrung bei mindestens einem Viertel der Patienten zu. Über die Verwendung von Clozapin bei Kindern und Jugendlichen liegen bis heute nur wenige Publikationen vor. Die bisherigen Veröffentlichungen zu diesem Thema kamen hinsichtlich der therapeutischen Verwendungsmöglichkeit zu einem insgesamt sehr positiven Resümee (Siefen et al. 1986; Schmidt et al. 1990; Althoff et al. 1992; Schulz et al. 1994).

Clozapin wurde an den Abteilungen der Heckscher-Klinik München in der Zeit von Mitte 1986 bis Sommer 1995 insgesamt 120 Jugendlichen verabreicht, die alle an einer schizophrenen Psychose erkrankt waren. Eine differenzierte Zuordnung der Patienten zu den Untergruppen der Schizophrenie, entsprechend der ICD 9: 295, erschien deshalb nicht von Nutzen, da die schizophrene Symptomatologie vor allem im Jugendalter als sehr „bunt", fluktuierend und manchmal wenig prägnant imponiert. Eine sinnvolle Subtypisierung, vor allem im Hinblick auf eine sichere Un-

Tabelle 1. Patientengut der Clozapin-Studie (n = 120)

Geschlecht	m = 79 (65,8%)
	w = 41 (34,2%)
Mittleres Alter bei Therapiebeginn	16,5 Jahre
Diagnosen: Schizophrene Psychose	(ICD 9: Nr. 295): 120
Manifestationshäufigkeit	
– Erstmanifestation	83 (69,2%)
– Zweite oder wiederholte Manifestation	37 (30,8%)
Vorbehandlung mit	
– einem Neuroleptikum	36 (30%)
– zwei bzw. mehreren Neuroleptika	84 (70%)

Tabelle 2. Indikationen für Clozapin-Behandlung (n = 120)

Überwiegende Symptomresistenz	35 (29.2%)
Ausgeprägte extrapyramidal-motorische Störungen (EPMS) im Vordergrund	16 (13,3%)
Kombination von Symptomresistenz und schweren EPMS	69 (57,5%)

terscheidung des hebephrenen vom paranoid-halluzinatorischen Typ, kann deshalb oft erst im weiteren Krankheitsverlauf erfolgen. Es handelt sich bei unserer Untersuchung nicht um eine kontrollierte klinische Studie im engeren Sinn, sondern um eine retrospektive naturalistische Untersuchung. Besondere Berücksichtigung sollen dabei Therapieindikation, Dosisspektrum, Kontrollmaßnahmen, registrierte Wirkungen und unerwünschte Effekte finden.

Es wurden 120 schizophrene Jugendliche (männlich: 79, weiblich: 41) mit Clozapin behandelt. In mehr als zwei Drittel der Fälle lag eine Erstmanifestation der schizophrenen Psychose vor. Alle Patienten waren mit zumindest einem, in 70% der Fälle mit zwei oder mehreren Neuroleptika vorbehandelt. Das Durchschnittsalter bei Therapiebeginn lag bei 16,5 Jahren.

Die Indikation für eine Clozapinbehandlung wurde in 35 Fällen gestellt, wenn ausreichend lange mit herkömmlichen Neuroleptika unter ausreichend hoher Dosierung keine zufriedenstellende Besserung des psychopathologischen Zustandsbildes erreicht werden konnte. Das heißt konkret, daß entweder eine paranoid-halluzinatorische Symptomatik weiter vorherrschte oder aber Antriebsmangel und eine starke Beeinträchtigung im kognitiven und emotionalen Bereich im Sinn einer Minussymptomatik weiter bestanden, so daß eine Chronifizierung zu befürchten war. Bei 16% waren es auch die sehr starken extrapyramidalmotorischen Nebenwirkungen unter konventionellen Neuroleptika, die eine weitere Indika-

Tabelle 3. Clozapin-Dosierung unter stationären Rahmenbedingungen während der Akutbehandlung (n = 120)

Mittlere stationäre Dosis	350 mg/die
Davon: bis 200 mg/die	16 (13,3%)
200–400 mg/die	64 (53,3%)
400–600 mg/die	35 (29,2%)
600–800 mg/die	5 (4,2%)

Tabelle 4. Dauer der Clozapin-Behandlung (n = 120)

Durchschnittliche Behandlungsdauer	11 Monate
Davon: bis 1 Monat	7
1–3 Monate	11
3–6 Monate	25
6–12 Monate	36
12–18 Monate	21
mehr als 18 Monate	20

tion für Clozapin darstellten. Meistens, d.h. in 69 Fällen, waren jedoch beide Voraussetzungen, d.h. Symptomresistenz und gleichzeitige schwere EPMS, für die Verordnung von Clozapin gegeben.

Nachdem, soweit möglich, die Jugendlichen und insbesondere ihre Eltern ausführlich über die Wirkungen und potentiellen Nebenwirkungen von Clozapin informiert worden waren und ihr schriftliches Einverständnis zur Behandlung gegeben hatten, begannen wir mit der langsamen Aufdosierung. Die durchschnittliche stationäre Tagesdosis lag bei 350 mg, wobei 16 Jugendliche schon mit bis zu 200 mg Clozapin auskamen, 64 eine mittlere Dosierung zwischen 200–400 mg erhielten, 35% bis 600 mg benötigten und 5 sogar 600–800 mg/die.

Die überwiegende Mehrzahl der Patienten wurde mit einer Clozapin-Monotherapie behandelt. Als ausnahmsweise zusätzlich sedierendes Adjuvans hat sich bei uns besonders Promethazin bewährt. Im Hinblick auf die Behandlungsdauer überschauen wir den Therapieverlauf bei den meisten der Jugendlichen recht lange, d.h. bei 77 Jugendlichen mindestens über ein halbes Jahr.

Welche Wirkung hatte Clozapin auf die psychopathologische Symptomatik? – 99 von 120 Jugendlichen besserten sich vom klinischen Eindruck her unter Clozapin deutlich. Bei 19 konnte allerdings keine wesentliche Besserung des psychopathologischen Befundes registriert werden. Die extrapyramidalmotorischen Störungen (besonders das starke Parkinsonoid) waren 8–14 Tage nach der erfolgten Umstellung mehrheitlich weitestgehend verschwunden. Deutlich war der Effekt von Clozapin vor allem in den Fällen zu erkennen, bei denen vorausgehend Symptomresi-

Tabelle 5. Therapieeffizienz von Clozapin (n = 120)

Deutliche klinische Besserung	99 (82,5%)
Keine wesentliche klinische Besserung	19 (15,8%)
Absetzen ohne Möglichkeit der Wirkungseinschätzung	2 (1,7%)

stenz gleichbedeutend war mit persistierender Wahnsymptomatik. Meistens trat hier eine Besserung innerhalb von 2–4 Wochen ein. Schwieriger war die psychopathologische Besserung bei einer Minussymptomatik zu beurteilen, so z.B. bei ausgeprägter Antriebsarmut, mangelnder emotionaler Beteiligung und Störungen im kognitiven Bereich. Übereinstimmend wurde in der Fremdbeurteilung durch Ärzte, Kliniklehrer, Eltern und Betreuer auf der Station, in der Mehrzahl beginnend nach 1–4 Wochen, bei einer Dosierung um etwa 200 mg/die eine erkennbare Symptomrückbildung diesbezüglich beobachtet. Dieser psychopathologische „Aufwärtstrend" – vor allem im Hinblick auf die floride psychotischen Symptomatik – hielt in der Regel während der Folgemonate unter eventueller Dosissteigerung an. Dabei ist natürlich zu berücksichtigen, daß sich über längere Zeit auch der Spontanverlauf und die übrigen begleitenden Therapiemaßnahmen auswirkten.

Bei den zu objektivierenden unerwünschten Begleiteffekten unter Clozapin standen bei unserem Patientengut EEG-Veränderungen im Vordergrund. Ein gutes Drittel der Patienten zeigte im EEG eine Allgemeinveränderung in Gestalt einer deutlichen Verlangsamung der Grundaktivität. 20% entwickelten hypersynchrone Potentiale bzw. dysrhythmische Muster. Sehr häufig registrierten wir – oft während des gesamten Therapieverlaufs – Tachykardien mit Frequenzen über 100/min, die wir – vor allem bei subjektiver Beeinträchtigung – mit niedrigdosierten β-Blockern kupierten. Eine nicht nur anfängliche erhebliche Tagessedierung und eine bedeutendere Gewichtszunahme stellten wir bei jeweils gut 10% der behandelten Jugendlichen fest. 11 Jugendliche litten unter einem sehr starken Speichelfluß, den wir – vor allem in letzter Zeit – mit kleinen Dosen Pirenzepin besserten.

In 14 Fällen stellten wir einen Leukozytenabfall unter 4000/mm^3 fest, was uns allerdings nur in 2 Fällen zu einem Therapieabbruch veranlaßte. Zu einem Anstieg der Leberenzyme kam es in 13 Fällen, einmal in Begleitung mit Übelkeit und Erbrechen. Ausgeprägte orthostatische Dysregulationen mit Kollapsneigungen beobachteten wir bei 7 Jugendlichen vor allem in der Therapieanfangsphase und bei zu schneller Dosissteigerung. Ebenfalls während der ersten beiden Behandlungswochen registrierten wir dreimal über einige Tage febrile Temperaturen, ohne dabei Anhaltspunkte für einen begleitenden Infekt zu finden. Bei einer Jugendlichen trat 8 Tage nach Beginn der Clozapin-Behandlung eine Schwellung im Bereich des linken Handgelenks und gleichzeitig ein verlängertes Exspirium

Tabelle 6. Nebenwirkungen unter Clozapin-Therapie (n = 120)

EEG-Auffälligkeiten	
– Allgemeinveränderung	41 = 34,2%
– Hypersynchrone Potentiale	24 = 20,0%
Tachykardie (Pulsfrequenz > 100/min)	48 = 40,0%
Blutbildveränderungen	
– Leukozyten unter 4000/mm^3	14 = 11,7%
– Eosinophilie	2 = 1,7%
Erhebliche Tagessedierung	13 = 10,8%
Leberenzymanstieg (SGOT, SGPT, Gamma-GT)	13 = 10,8%
Hypersalivation	11 = 9,2%
Deutliche Gewichtszunahme	9 = 7,5%
Ausgeprägte orthostatische Dysregulation	7 = 5,8%
Zerebraler Krampfanfall	5 = 4,2%
Febrile Temperaturen	3 = 2,5%
Blutdruckerhöhung	2 = 1,7%
Allergische Reaktion	2 = 1,7%
Obstipation	1 = 0,8%

mit subjektiv erschwerter Atmung und einer „Linksverschiebung" des Blutbildes mit Eosinophilie auf. Wir interpretierten dieses Ereignis als allergische Reaktion und stellten drei Tage nach Absetzen von Clozapin eine Rückbildung dieses fraglichen Nebeneffektes fest. In einem zweiten Fall war ein leichterer Leukozytenabfall mit einer ausgeprägten Eosinophilie kombiniert.

Als besonders erhebliche Clozapin-Nebenwirkung hat sich in unserem Patientengut die Manifestation epileptischer Anfälle herausgestellt: Wie zuerst erwähnt, ist das Auftreten hypersynchroner Potentiale bzw. dysrhythmischer Störungen im EEG ein nicht gerade seltenes Begleitphänomen. Bei immerhin 5 Patienten kam es unter Clozapin zu mindestens einem zerebralen Anfallsereignis. Wir beendeten deshalb allein aus diesem Grund die Clozapintherapie lediglich bei einem 16jährigen psychotischen Mädchen, bei dem ein bereits prämorbid bestehendes Anfallsleiden bekannt war. Bei 2 weiteren Patienten setzten wir Clozapin nicht nur wegen des iktalen Geschehens, sondern in erster Linie wegen einer zusätzlichen Symptomresistenz ab. Alle 5 betroffenen Jugendlichen erhielten übrigens eine Tagesdosierung von über 300 mg, weshalb offensichtlich ab diesem Dosierungsbereich – vor allem bei elektroenzephalographischen Hinweisen auf eine zunehmend gesteigerte zerebrale Erregbarkeit – besondere Vorsicht geboten ist. Die zwei anderen Patienten behandelten wir nach

Tabelle 7. Gründe für definitives Absetzen von Clozapin (insgesamt: 20)

Zu geringe klinische Wirkung	8
Deutlicher Leberenzymanstieg	2
Dauerhafte Tagessedierung	1
Exazerbierendes Anfallsleiden	1
Symptomresistenz + epileptischer Anfall	2
Leukopenie (3200-3000 Leucos/mm^3)	2
Fraglich allergische Reaktion	2
davon 1× Eosinophilie mit Leukozytenabfall	
Fehlende Compliance	2

den Krampfereignissen nach Dosisreduktion weiter mit Clozapin, einer von ihnen erhielt zusätzlich Valproat.

Clozapin wurde von uns in 23 Fällen abgesetzt, davon dreimal allerdings nur vorübergehend. Einmal war für dieses passagere Vorgehen eine stark ausgeprägte anfängliche Tagessedierung bereits unter geringer Dosis ausschlaggebend. Drei Wochen später wurde von diesem Patienten – wie auch von einem weiteren, der auf einen ersten Behandlungsversuch überhaupt nicht anzusprechen schien – Clozapin bei langsamerer Aufdosierung schließlich besser vertragen. Bei einem dritten, bereits längerfristig erkrankten Jugendlichen unter 300 mg/die, mußte wegen eines akuten katatonen Schubes mit Stuporbildung Clozapin vorübergehend durch eine hochdosierte Gabe von Haloperidol ersetzt werden.

Grund für ein definitives Absetzen von Clozapin war in 8 Fällen eine nicht ausreichende klinische Wirkung, so daß schließlich weitere Neuroleptika ausprobiert werden mußten. Anlaß des Behandlungsabbruchs in den verbleibenden 12 Fällen waren zweimal ein ausgeprägter Leberenzymanstieg, einmal davon in Verbindung mit einem gastrointestinalen Beschwerdebild. Die überdauernde erhebliche Tagesmüdigkeit eines Patienten und die beiden bereits erwähnten, wahrscheinlich allergischen Reaktionen, veranlaßten uns ebenfalls zu diesem Schritt. Angesprochen wurden auch schon die 3 jugendlichen Anfallspatienten, denen die Substanz nicht weiter verabreicht wurde. Lediglich bei 2 der insgesamt 120 Patienten konnten wir im Behandlungsverlauf ein langsames Absinken der Leukozyten auf zuletzt 3000/mm^3 feststellen. Nach Beendigung der Clozapinbehandlung kam es zu einer Rückbildung der ansonsten asymptomatischen Leukopenien. Wegen fehlender Compliance wurde die Therapie schließlich bei weiteren 2 Jugendlichen nicht mehr fortgesetzt.

Mit unserer naturalistischen Untersuchung konnten wir die aus der Allgemeinpsychiatrie bereits bekannten günstigen Therapieresultate von Clozapin auch für den Altersbereich der jugendlichen Schizophrenen bestätigen. Clozapin ermöglicht allem Anschein nach in vielen Fällen neben einer guten Kupierung von Wahnsymptomen auch eine Reduktion von schizophrener Minussymptomatik. Als bedeutender Vorteil der Clozapin-

Behandlung gegenüber herkömmlichen Neuroleptika wurde von den betroffenen Jugendlichen und ihren Angehörigen in erster Linie eine psychische und körperliche Entlastung durch den Wegfall der als einschränkend und lästig erlebten extrapyramidalmotorischen Nebenwirkungen gewertet. Im Spektrum der unerwünschten Wirkungen läßt sich nach unserer Erfahrung das bekannte Risiko einer Leukopenie bzw. Agranulozytose durch die streng einzuhaltenden Kontrollmaßnahmen auf ein vertretbares Minimum reduzieren. Während Clozapin offensichtlich stärker als andere Neuroleptika die Krampfschwelle senkt, scheinen sich die übrigen von uns registrierten unerwünschten Begleitwirkungen im Hinblick auf ihre klinische Relevanz nicht wesentlich von denjenigen unter klassischer Neuroleptikatherapie zu unterscheiden.

Diese und andere positive Resultate aus kinder- und jugendpsychiatrischen Kliniken des deutschen Sprachraumes in Deutschland führten dazu, daß – entsprechend einer im März 1994 in Nürnberg veranstalteten Konsensuskonferenz zur Behandlung schizophrener Psychosen im Kindes- und Jugendalter – Clozapin nicht mehr erst nach erfolglosem Einsatz von zwei Neuroleptika verabreicht werden darf (Elliger et al. 1994). Aus klinischer Sicht ist es sehr begrüßenswert, daß die Verordnung von Clozapin nun schon erwogen werden kann, wenn ein klassisches Antipsychotikum über einen ausreichend langen Zeitraum, also zwischen 4–6 Wochen, ohne genügend effiziente therapeutische Wirkung eingesetzt worden ist.

Im Laufe der letzten Jahre haben sich in unserer Klinik im Hinblick auf eine Clozapin-Therapie folgende Richtlinien herausgebildet: Nach erfolgter Indikationsstellung und den üblichen Voruntersuchungen sollte eine medikamentöse Einstellung bei Jugendlichen nur unter stationären Bedingungen mit einer kleinen Testdosis von 12,5 mg unter Bettruhe und engmaschigen Kreislaufkontrollen erfolgen. Denn die von uns beobachteten orthostatischen Kollapse traten nicht nur einmal am ersten Behandlungstag auf. Eine langsame Dosissteigerung sollte etwa innerhalb von zwei Wochen – meistens zeitlich parallel zum „Ausschleichen" des Vorgängerneuroleptikums – erfolgen. Kontrollen des Differentialblutbildes müssen bekanntermaßen während der ersten 18 Wochen wöchentlich erfolgen. Bei einem Leukozytenabfall unter 4000/mm^3 führten wir zusätzliche Blutbildkontrollen durch und setzten bei einem Wert von 3000/mm^3 das Präparat ab. Darüber hinaus sind regelmäßig EKG- und vor allem EEG-Kontrollen wegen der Gefahr einer zunehmenden zerebralen Erregbarkeit unerläßlich. Das Vorgehen nach einem eventuell medikamentös induzierten epileptischen Anfall ist vom jeweiligen Einzelfall abhängig.

Zusammenfassend kann festgestellt werden, daß Clozapin eine unverzichtbare Bereicherung der medikamentösen Behandlungsmöglichkeiten schizophrener Jugendlicher darstellt, deren Therapie mit herkömmlichen Neuroleptika nicht zu befriedigenden Resultaten geführt hat. Ohne Zweifel gibt es bis heute auf dem Neuroleptika-Sektor – vor allem bei problematischen Therapiefällen – keine weitere so wirksame Substanz, deren

Verordnung auch und gerade von betroffenen psychotischen Jugendlichen und ebenso von ihren Familien so gut akzeptiert und toleriert wird.

Literatur

Althoff A, Freisleder FJ (1992) Clozapin. Therapieerfahrungen bei psychotischen Jugendlichen. In: Freisleder FJ, Linder M (Hrsg) Aktuelle Entwicklungen in der Kinder- und Jugendpsychiatrie. MMV-Medizin-Verlag, München

Elliger T, Freisleder FJ, Friedrich MH et al. (1994) Zur Behandlung schizophrener Psychosen des Kindes- und Jugendalters mit Clozapin (Leponex) – Konsensuskonferenz vom 4. März 1994. Kinder- und Jugendpsychiatr 22:325–327

Freisleder FJ (1993a) Neuroleptika in der Kinder- und Jugendpsychiatrie. In: Hippius H, Naber D, Rüther E (Hrsg) Alte und neue Medikamente in der psychiatrischen Therapie. Springer, Berlin Heidelberg New York Tokyo

Freisleder FJ (1993b) Schizophrenie-Therapie bei Kindern und Jugendlichen – Kombinierte Methoden verbessern die Prognose. PSYCHO 19:219

Schulz E, Remschmidt H, Martin M (1994) Clozapin in der Kinder- und Jugendpsychiatrie. In: Naber D, Müller-Spahn F (Hrsg) Clozapin-Pharmakologie und Klinik eines atypischen Neuroleptikums. Springer, Berlin Heidelberg New York Tokyo

Schmidt MH, Trott G-E, Blanz B, Nisson G (1990) Clozapine medication in adolescents. In: Stefanis CN, Rabavilas AD, Soldatos CR (Eds) Psychiatry: A world perspective. Amsterdam, New York, Oxfod: Excerpta Medica

Siefen G, Remschmidt H (1986) Behandlung mit Clozapin bei schizophrenen Jugendlichen. Z Kinder- und Jugendpsychiatr 13:245–257

Trott G-E, Wirth S, Badura F, Friese HJ (1993) Arzneimittelverbrauch bei 7–14jährigen Kindern – Ergebnisse einer Elternbefragung. Z Kinder- und Jugendpsychiatr 21:148–155

Trott G-E, Menzel M, Friese H-J, Nissen G (1994) Neue pharmakotherapeutische Möglichkeiten in der Schizophreniebehandlung. In: Martinius J (Hrsg) Schizophrene Psychosen in der Adoleszenz. Quintessenz, Berlin München

Lithium plus Clozapin in der Behandlung schizoaffektiver Psychosen

T. Messer und G. Kurtz

Einleitung

Besonders in der ambulanten psychopharmakologischen Behandlung psychiatrischer Patienten wird immer wieder die Forderung formuliert, Therapiestrategien anzubieten, die für die Betroffenen eine optimale Wirksamkeit bei gleichzeitig guter Verträglichkeit garantiert. Dabei ist es grundsätzlich wünschenswert, mit Einzelsubstanzen erfolgreich zu sein, weil die Risiken für unerwünschte Effekte vielfach mit der Anzahl mehrerer interferierender oder interagierender Wirkstoffe wachsen. In der Behandlung von Patienten, die an einer schizoaffektiven Störung erkrankt sind, ist oftmals eine Kombinationsbehandlung erforderlich, weil die affektive Primärsymptomatik mehr oder minder paranoid gefärbt ist und dann vielfach Neuroleptika zur Anwendung kommen. Lithium wird nicht nur als Medikament der ersten Wahl in der Therapie bipolarer affektiver Störungen angesehen, sondern hat auch bei der Behandlung schizoaffektiver Psychosen einen hohen Stellenwert.

Angesichts der Tatsache, daß klassische Substanzen wie Butyrophenone oder Phenothiazine die phasenprophylaktische Wirksamkeit von Lithium meist unterstützen und zu einer guten Suppression der produktiv-psychotischen Symptomatik beitragen, in Einzelfällen jedoch erhebliche neurotoxische Effekte auftraten, stellt sich die Frage, ob eine Kombinationsbehandlung Lithium plus Clozapin zu einer Optimierung des Wirksamkeits-Verträglichkeits-Verhältnisses beiträgt.

Bereits 1974 beschrieben Cohen u. Cohen (1974) 4 Fälle, in denen es unter einer Kombinationsbehandlung mit Lithium und Haloperidol zu teilweise irreversiblen Nebenwirkungen gekommen war. Vergleichsweise lag bei diesen Patienten jedoch der Lithium-Spiegel mit über 1 mmol/l und einer täglichen Haloperidol-Dosis zwischen 40 und 60 mg sehr hoch. Spring (1979) schilderte 4 Patientinnen, die nach Zugabe von Thioridazin zu Lithium schwere neurotoxische Symptome wie Dilirium, Lethargie, Ataxie oder schwere EEG-Abnormitäten entwickelten. Strayhorn u. Nash (1977) fanden 9 Fälle, in denen es zu neurotoxischen Effekten während einer gleichzeitigen Behandlung mit Lithium und Neuroleptika kam. Andere Autoren (Baastrup et al. 1976; Biederman et al. 1979) fanden hingegen in Untersuchungen an größeren Patientenkollektiven keine wesentlichen unerwünschten Nebenwirkungen.

Auf der Suche nach Substanzen, die in Kombination mit Lithium ein günstiges Nebenwirkungsprofil aufweisen, wurde Clozapin bislang nur wenig berücksichtigt, weil in Kasuistiken (Pope et al. 1986; Lemus et al. 1990; Rittmansberger u. Leblhuber 1992; Gerson et al. 1991) zum Teil erhebliche negative Effekte wie malignes neuroleptisches Syndrom, Myoklonien, Leukopenie und tödliche Panzytopenie sowie Asterixis publiziert wurden.

Es gibt nur wenige retrospektive klinische Verlaufsbeobachtungen, die sich der Kombinationsbehandlung Lithium plus Clozapin widmen. Blake et al. (1992) berichteten über 10 Patienten, die kombiniert mit einer mittleren maximalen Dosis von 1400 mg Lithium täglich und einer mittleren maximalen Dosis von 900 mg Clozapin behandelt wurden. 4 dieser Patienten entwickelten neuropsychiatrische Symptome wie „Pisa-Syndrom", Tremor, Agitation oder Verwirrtheit; als mögliche Verursachung wurden interaktive serotonerge Mechanismen diskutiert. Bryois u. Ferrero (1993) dokumentierten 11 Patienten mit schizophrenen und schizoaffektiven Störungen im Alter zwischen 27 und 52 Jahren mit einem mittleren Lithium-Serum-Spiegel von 0,5–0,8 mval/l und einer mittleren Tagesdosis von 300 mg Clozapin. Bei diesen Patienten war vor allem eine Verbesserung der affektiven Grundstimmung und eine Abnahme aggressiver Impulse feststellbar.

Eigene Befunde

Wir untersuchten 13 Patienten (7 w., 6 m.) im Alter von 29–70 Jahren, die seit mehr als 17 Jahren in der Poliklinik der Universitäts-Nervenklinik der LMU in München betreut werden. Das Alter bei Erstmanifestation der schizoaffektiven Psychose lag im Durchschnitt bei 27,6 Jahren, die durchschnittliche Erkrankungsdauer zum Zeitpunkt unserer Auswertung bei 19,5 Jahren. In 9 Fällen handelt es sich um schizomanische, in 2 Fällen um schizodepressive und in 2 Fällen um gemischte schizoaffektive Störungen. Die Anzahl stationär-psychiatrischer Aufenthalte vor Beginn der Kombinationsbehandlung Lithium plus Clozapin betrug im Mittel 5,76 (3 bis 11), die Dauer jeweils zwischen 3 und 6 Monaten. Patienten mit einem schizomanischen Dekompensationstyp waren zuvor alle kombiniert mit Lithium plus Butyrophenonen oder Phenothiazinen behandelt worden und hatten nachfolgend vor allem extrapyramidalmotorische Nebenwirkungen entwickelt. Zum Zeitpunkt der Auswertung unserer Untersuchung im Juni 1996 betrug die Dauer der Kombinationsbehandlung Lithium plus Clozapin zwischen 39 und 143 Monate, insgesamt überblicken wir nunmehr bei 13 Patienten 950 Behandlungsmonate, entsprechend 79,2 Jahre. Die mittlere Clozapin-Dosis betrug 109 mg/die (15,4 bis 273,6 mg/die), der mittlere Clozapin-Spiegel 74,5 ng/ml (27,0 bis 223,9 ng/ml). Die mittlere Lithium-Dosis betrug 1169 mg/die (320–1800 mg/die), der mittlere Lithium-Spiegel lag bei 0,60 mval/l (0,46–

Tabelle 1. Kombinationsbehandlung Lithium plus Clozapin bei schizoaffektiven Psychosen

Anzahl der Patienten	13	7 w./6 m.
Alter der Patienten	D	47,1 Jahre
	min.	29 Jahre
	max.	70 Jahre
Alter bei Erstmanifestation der psychischen Erkrankung		27,6 Jahre
	w.	26,0 Jahre
	m.	29,5 Jahre
	min.	14,0 Jahre
	max.	44,0 Jahre
Dauer der Erkrankung	D	19,5 Jahre
	min.	6 Jahre
	max.	49 Jahre
Diagnosen		
Schizomanische Störung	F 25,0	9 Patienten
Schizodepressive Störung	F 25,1	2 Patienten
Gemische schizoaffektive Störung	F 25,2	2 Patienten
Anzahl stationär-psychiatrischer Aufenthalte vor Beginn der Kombinationsbehandlung		5,76 (3–11)
Dauer der stationären Aufenthalte		3–6 Monate
Anzahl stationär-psychiatrischer Aufenthalte nach Beginn der Kombinationsbehandlung		0,46
Behandlungsmonate		39 (6/93) bis 143 (11/83)
Total		950 = 79,2 Jahre
Clozapindosis		15,4–273,6 mg/die (109,0 mg/die)
Clozapinspiegel		27,0–223,9 ng/ml (74,5 ng/ml)
Lithiumdosis		320–1800 mg/die (1169 mg/die)
Lithiumspiegel		0,46–0,82 mval/ltr. (0,60 mval/ltr.)
BPRS über 36 Monate		20,3–39,5 (25,1)

0,82 mval/l). Die Berechnung des BPRS (Brief Psychiatric Rating Scale) über 36 Monate ergab einen Mittelwert von 25,1 Punkten (20,3–39,5). Besondere Aufmerksamkeit schenkten wir den EEG-Veränderungen. Wir stellten bei der Auswertung von 124 EEGs, die vor Beginn der Kombinationsbehandlung durchgeführt wurden, im wesentlichen bei allen Patientinnen Normalbefunde fest. Hingegen zeigten sich bei 107 EEGs, die nach Zugabe von Clozapin durchgeführt wurden, bei den männlichen Patienten ebenfalls normale Bewertungen, bei den weiblichen Patienten fanden sich hingegen in 6 von 7 Fällen abnorme Befundergebnisse, wobei es sich um flüchtige, jedoch nicht paroxysmale Störungen handelte.

Tabelle 2. EEG-Veränderungen vor Einstellung auf eine Kombinationsbehandlung Lithium plus Clozapin bei schizoaffektiven Psychosen

Patient	Beginn	Anzahl	Beurteilung
1 m.	9/84	6	Normal, mit unregelmäßiger Grundtätigkeit
2 m.	11/82	4	Normal, mit flüchtigen Störungen
3 m.	2/81	12	Normalvariante, Funktionslabilität, Vigilanzstörungen
4 m.	7/89	8	Abnorm, flüchtige, seltene, bilaterale, nicht paroxysmale Störungen
5 m.	1/90	6	Normal, mit seltenen, flüchtigen, bilateralen, nicht paroxysmalen Störungen
6 m.	2/84	10	Normal, mit leichten bis mäßigen Allgemeinveränderungen
7 w.	12/81	9	Normal
8 w.	8/75	23	Normal, unregelmäßig, flüchtige Störungen, hohe Alphatätigkeit
9 w.	8/84	25	Normal bis abnorm, Funktionslabilität, flüchtige, seltene, bilaterale, nicht paroxysmale Störungen
10 w.	6/88	8	Normal, mit leichter Funktionslabilität
11 w.	5/89	5	Normal
12 w.	9/88	2	Normal
13 w.	4/84	6	Normal, mit leichten, flüchtigen Störungen
		$\sum 124$	

Tabelle 3. EEG-Veränderungen nach Einstellung auf eine Kombinationsbehandlung Lithium plus Clozapin bei schizoaffektiven Psychosen

Patient	Beginn	Anzahl	Beurteilung
1 m.	11/92	5	Normal, mit unregelmäßiger Grundtätigkeit
2 m.	11/83	15	Normal, mit mehr oder weniger Vigilanzschwankungen und Veränderungen im Grundrhythmus
3 m.	3/93	4	Normal, mit flachem unregelmäßigem Grundrhythmus
4 m.	6/93	6	Normal, mit unregelmäßigem Grundrhythmus
5 m.	6/93	5	Normal, mit seltenen gruppierten Dysrhythmien, frontal betont
6 m.	8/88	15	Normal, flaches EEG
7 w.	9/88	8	Abnorm, mit flüchtigen Störungen, bilateral, nicht paroxysmal
8 w.	1/91	7	Abnorm, mit flüchtigen Störungen, häufig, bilateral, nicht paroxysmal
9 w.	9/90	5	Abnorm, mit seltenen, nicht paroxysmalen Störungen
10 w.	10/89	6	Normal, mit flüchtigen, seltenen, nicht paroxysmalen Störungen
11 w.	6/92	8	Abnorm, mit leichten AV, flüchtige Störungen, bilateral
12 w.	10/90	9	Abnorm, leichte AV, flüchtige Störungen
13 w.	1/87	14	Abnorm, mit leichten bis mäßigen AV, häufige, bilaterale, generalisierte, (nicht) paroxysmale Störungen, steile Wellen
		$\sum 107$	

Diskussion

Trotz unserer guten Erfahrungen mit der Kombination Lithium plus Clozapin in der Behandlung schizoaffektiver Störungen mit manischer Exazerbation bedarf es weiterer methodisch differenzierterer Studien an größeren Kollektiven, um eine allgemeine Beurteilung abgeben zu können. Es darf dabei nicht außer acht gelassen werden, daß Lithium mit seiner myelostimulierenden Potenz eine mögliche Clozapin assoziierte Leukopenie maskieren kann (Gerson et al. 1991; Valevski et al. 1993). Es ist daher von besonderer Bedeutung, auf die notwendigen regelmäßigen Blutbildkontrollen, wie sie schon für die Monotherapie mit Clozapin obligatorisch gefordert werden, zu achten. 9 unserer Patientinnen mit der Tendenz zu schizomanischer Exazerbation erhielten alle Clozapin erst als Ergänzung zur langzeitigen Basistherapie mit Lithium, nachdem bereits andere Neuroleptika zuvor erfolglos eingesetzt worden waren oder Nebenwirkungen hervorgerufen hatten. Wir fanden, daß eine tägliche adjuvante mittlere Dosis von rund 100 mg Clozapin zu einer erheblichen affektiven Stabilität und Reduktion der Rehospitalisierungsrate von 5,76 stationären Aufnahmen vor Beginn auf 0,46 stationärpsychiatrische Aufenthalte nach Beginn der Kombinationsbehandlung führte. Der BPRS-Mittelwert lag durchschnittlich bei 25,1 Punkten. Welchen Stellenwert die nach Zugabe von Clozapin zu Lithium beobachteten EEG-Abnormitäten bei 6 von 7 weiblichen Patientinnen haben, bedarf weiterer Untersuchungen. Garcia (1994) beschrieb 2 Patientinnen, bei denen zu einer bereits begonnenen Clozapinbehandlung mit einer durchschnittlichen Tagesdosis von 600 mg/die bzw. 900 mg/die Lithiumkarbonat in einer Dosierung von 900 mg/die augmentiert wurde. Bereits nach 4 bzw. 6 Tagen erlitten die Patientinnen zerebrale Anfälle, die zu einer Unterbrechung dieser Behandlung zwangen. Die Untersuchung unserer Klientel deutet darauf hin, daß unter der Kombinationsbehandlung mit weniger als 100 mg Clozapin/die die Gefahr für epileptische Anfälle nicht erhöht ist, vor allem dann, wenn zu einer Lithiumbasistherapie Clozapin hinzugegeben wird und nicht umgekehrt Lithium zu Clozapin. Kontrollen des EEG in regel-

Tabelle 4. Zusammenfassung

- Von einer Kombinationsbehandlung Lithium plus Clozapin profitieren Patienten mit einer schizoaffektiven Psychose, die im Rahmen ihrer Grunderkrankung zu einer maniformen Dekompensation neigen.
- Besonders günstig scheint eine Kombination für Patienten zu sein, die auf eine Langzeittherapie mit Butyrophenonen oder Phenothiazinen mit erheblichen neurologischen oder internistischen Komplikationen reagieren.
- Das Risiko für zerebrale Anfälle scheint vor allem bei Männern nicht erhöht zu sein.
- Voraussetzung für die Durchführung dieser Therapiestrategie ist eine gute Krankheitseinsicht, Behandlungsbereitschaft und Compliance.

mäßigen Abständen von 3 Monaten sind zu empfehlen. Patienten, die bereits unter einer Monotherapie mit Lithium oder Clozapin eine erhöhte Anfallsbereitschaft aufweisen, sollten nicht kombiniert behandelt werden.

Aufgrund noch nicht vorhandener größerer Fallzahlen bedarf diese Therapiestrategie weiterhin besonderer Umsicht. Wir vermuten, daß Patienten mit schizomanischen Psychosen von einer Behandlung Lithium plus Clozapin beträchtlich profitieren können, insbesondere weil extrapyramidale Nebeneffekte nicht zu erwarten sind. Dadurch wird die Compliance verbessert und allein schon aufgrund dieses positiven Effektes das Risiko für eine Rehospitalisierung verringert.

Literatur

Baastrup PC, Hollnagel P, Sorensen R, Schou M (1976) Adverse reactions in treatment with lithium carbonate and haloperidol. JAMA 236:2645-2646

Biederman J, Lerner Y, Belmaker RH (1979) Combination of lithium carbonate and haloperidol in schizo-affektive disorder. A controlled study. Arch Gen Psychiatry 6:327-333

Blake LM, Marks RC, Luchins DJ (1992) Reversible neurologic symptoms with clozapine and lithium. J Clin Psychopharmacol 12:4

Bryois C, Ferrero F (1993) Clinical observation of 11 patients under clozapine-lithium association. Eur Psychiatry 8:213-218

Cohen WJ, Cohen NH (1974) Lithium carbonate, haloperidol, and irreversible brain damage. JAMA 230:1283-1287

Garcia G (1994) Seizures in two patients after the addition of lithium to a clozapine regimen. J Clin Psychopharmacol 14(6):426-428

Gerson SL, Lieberman JA, Friedenberg WR et al. (1991) Polypharmacy in fatal clozapine-associated agranulocytosis. Lancet 338:262-263

Lemus CZ, Lieberman JA, Johns CA (1990) Myoclonus during treatment with clozapine and lithium: The role of serotonin. Hillside J Clin Psychiatry 11:127-130

Pope HG, Cole JO, Choras PT, Fulwiler CE (1986) Apparent neuroleptic malignant syndrome with clozapine and lithium. Nerv Ment Dis 174:493-495

Rittmansberger H, Leblhuber F (1992) Asterixis induced by carbamazepine therapy. Biol Psychiatry 32:4:264-268

Spring GK (1979) Neurotoxicity with combined use of lithium and thioridacin. J Clin Psychiatry 40:135-138

Strayhorn JM, Nash JL (1977) Severe neurotoxicity despite „therapeutic" serum lithium levels. Dis Nerv Syst 38:107-111

Valevski A, Modai I, Lahav M, Weizman A (1993) Clozapine-lithium combined treatment and agranulocytosis. Int Clin Psychopharmacol 8:63-65

Interaktionen von Clozapin mit anderen Psychopharmaka

H. Wetzel, A. Szegedi, I. Anghelescu, S. Härtter und C. Hiemke

In diesem Beitrag sollen zunächst Einteilung und Mechanismen von Arzneimittelinteraktionen kurz skizziert und dann die Interaktionen von Clozapin mit anderen Psychopharmaka dargestellt werden, wobei der Schwerpunkt auf Wechselwirkungen mit selektiven Serotonin-Rückaufnahmehemmern gelegt wird. Abschließend sollen vor dem Hintergrund der vorliegenden Befunde für verschiedene Gruppen von Pharmaka Vor- und Nachteile im Hinblick auf eine Kombination mit Clozapin kritisch gegeneinander abgewogen werden.

Kombinationen von Psychopharmaka mit anderen Medikamenten oder speziell Kombinationen von Psychopharmaka mit anderen psychotropen Substanzen werden häufig vorgenommen. Auch Clozapin wird in der klinischen Routinebehandlung nicht selten mit anderen Psychopharmaka kombiniert. Die Angaben über die Häufigkeit einer Kombinationsbehandlung unter naturalistischen Behandlungsbedingungen schwanken je nach Art, Dauer und Zeitpunkt der Komedikation zwischen Werten von 8% und 74% der Patienten (Gaebel et al. 1994; Peacock u. Gerlach 1994; Naber et al. 1992). Längerfristig werden insbesondere Neuroleptika und Antidepressiva zu Clozapin hinzugegeben. Arzneimittelinteraktionen sind allein angesichts der Häufigkeit der Komedikation mehr als wahrscheinlich; dennoch existieren kaum kontrollierte prospektive Untersuchungen zu Interaktionen bei Kombinationsbehandlungen mit Clozapin. Berichte über Clozapin-Wechselwirkungen beruhen daher vielfach auf retrospektiven Daten oder Einzelfallbeobachtungen.

Einteilung von Medikamenteninteraktionen

Definition

Unter einer Medikamenteninteraktion versteht man eine qualitative oder quantitative Veränderung der Wirkung(en) eines Pharmakons durch eine andere, in der Regel gleichzeitig verabreichte Substanz. Bei Pharmaka mit einer langen Eliminationshalbwertszeit bzw. lang wirksamen Metaboliten oder Enzyminduktoren kann es auch nach Absetzen noch zu Interaktionsphänomenen kommen. Generell kann man wie bei der Biotransformation von Pharmaka auch bei Wechselwirkungen intrinsische von extrinsischen Einflußfaktoren unterscheiden. Zu den intrinsischen Einflußfaktoren gehören Spezies- und genetische Unterschiede, Alter und Geschlecht, Hormone wie Glukokortikoide oder Östrogene sowie bestimmte Erkrankungen wie Leber- oder Niereninsuffizienz. Zu den extrinsischen Einflußfaktoren rechnen beispielsweise Nahrungsmittel, Xenobiotika bzw. Umweltgifte und Medikamente.

Einteilung

In systematischer Hinsicht trennt man pharmakodynamische von pharmakokinetischen Interaktionen.

- *Pharmakodynamische Interaktionen* beziehen sich auf die Ebene der Wirkmechanismen einer Substanz, wobei man zwischen dem Angriffspunkt der Komedikation am selben oder an einem anderen Wirkort unterscheiden kann.
- *Pharmakokinetische Interaktionen* betreffen Wechselwirkungen bei Prozessen wie Absorption, Verteilung, Metabolismus und Ausscheidung einer Substanz.

Beispielsweise kann es zwischen Neuroleptika und Kaffee, schwarzem Tee, bestimmten Fruchtsäften, Milch, Antazida, Adsorbenzien und Cholestyramin zu Komplexbildungen kommen, die aufgrund einer verminderten Absorption zu einer Einschränkung der neuroleptischen Wirkung führen können. Anticholinergika können durch eine Hemmung der Darmmotilität ebenfalls zu einer Resorptionsminderung führen. Für Verteilungsphänomene sind u. a. die Gewebeverteilung mit Rückverteilungsmechanismen sowie die Bindung von Pharmaka an Plasmaeiweiße relevant; bei letzterer kann eine kompetitive Verdrängung aus der Plasmaeiweißbindung zu Wirkverstärkungen führen.

Für die *Biotransformation* von Neuroleptika sind vor allem Oxidationsreaktionen wie N- und O-Dealkylierung, aliphatische und aromatische Hydroxylierung, N-Oxidation, Sulfoxid-Bildung und Desaminierung wichtig. In der Regel erfolgt danach eine Konjugation mit Glukuronsäure an einer schon ursprünglich im Molekül vorhandenen oder einer oxidativ eingeführten Hydroxylgruppe. (Für Neuroleptika-Depotpräparate, bei denen die eigentliche Wirksubstanz mit organischen Säuren verestert ist, ist die hydrolytische Spaltung durch aliphatische Esterasen von Bedeutung). Eine Veränderung der Metabolisierung eines Pharmakons kann durch verschiedene Einflüsse herbeigeführt werden, wobei Enzyminduktion und Enzymhemmung eine wichtige Rolle spielen. Beispielsweise können verschiedene Antiepileptika wie Carbamazepin, Phenytoin oder Barbiturate, aber auch bestimmte Antibiotika wie Griseofulvin oder Rifampizin, Kortikosteroide, Rauchen und Alkohol bestimmte Cytochrom-P450-Enzyme induzieren und dadurch die Metabolisierung von Neuroleptika und ande-

Tabelle 1. Substrate, Inhibitoren und Induktoren für Cytochrom-P450-Enzyme. (Ergänzt nach Baumann u. Rochat 1995; DeVane 1994; Ketter et al. 1995; Nemeroff et al. 1996)

Isoenzym	Substrate	Inhibitoren	Induktoren
1A2	Imipramin, Amitriptylin, Clomipramin, Fluvoxamin, **Clozapin**, Tacrin, Propranolol, Coffein, Theophyllin, Phenacetin	Fluvoxamin, Cimetidin, Chinolon-Gyrasehemmer[a]	Rauchen, Omeprazol, Carbamazepin (?)
2C9/10	Phenytoin, Hexobarbital, Tolbutamid, Warfarin	Fluvoxamin, Fluoxetin (?), Cimetidin, Chinolon-Gyrasehemmer (?)	Phenobarbital
2C19	Imipramin, Clomipramin, Moclobemid, Diazepam, Buspiron, Mephenytoin, Omeprazol	Ketoconazol, Omeprazol	Rifampizin
2D6	Amitriptylin, Imipramin, Clomipramin, Desipramin, Nortriptylin, Fluoxetin, Paroxetin, Mianserin, Trazodon, Venlafaxin, **Clozapin**, Haloperidol, Fluphenazin, Perphenazin, Thioridazin, Risperidon, Codein, Dextromethorphan, Propranolol, Metoprolol, Flecainid, Propafenon	Fluoxetin, Norfluoxetin, Paroxetin, Moclobemid, Haloperidol, Thioridazin, Chinidin	
2E1	Äthanol, Halothan, Isofluran, Paracetamol	Diäthyldithiocarbamat (Disulfiram-Metabolit)	Äthanol, Isoniazid
3A3/4	Amitriptylin, Imipramin, Venlafaxin, **Clozapin**, Alprazolam, Triazolam, Midazolam, Clonazepam, Zopiclon, Carbamazepin, Methadon, Dextromethorphan, Chinidin, Lidocain, Propafenon, Verapamil, Diltiazem, Nifedipin, Cyclosporin, Astemizol, Terfenadin, Dexamethason, Testosteron, Östradiol, Tamoxifen	Fluvoxamin, Fluoxetin, Norfluoxetin, Cimetidin, Verapamil, Diltiazem, Erythromycin, Ketoconazol	Carbamazepin, Phenobarbital, Phenytoin, Rifampizin, Dexamethason

[a] Insbesondere Enoxacin und Ciprofloxacin.

ren Pharmaka beschleunigen. Andere Substanzen wiederum wie Macrolid-Antibiotika (z. B. Erythromycin), Chloramphenicol, Ketoconazol, Metronidazol, Phenylbutazon, Cimetidin u. a. können eine Metabolisierungshemmung von Neuroleptika und anderen Psychopharmaka bewirken (Tabelle 1). Interaktionsphänomene auf der Ebene der Exkretion sind für Neuroleptika mit Ausnahme von Sulpirid, das hauptsächlich renal eliminiert wird und für das entsprechend der Creatinin-Clearance Dosisanpassungen notwendig werden, kaum von Bedeutung.

Hinsichtlich der *klinischen Effekte* können durch Medikamenteninteraktionen sowohl die Wirkungen als auch die Nebenwirkungen von Psychopharmaka verstärkt oder abgeschwächt werden. Außerdem sind Verschiebungen und Erweiterungen des Wirkungs- bzw. Nebenwirkungsspektrums möglich.

Exkurs: Biotransformation durch Cytochrom-P450-Enzyme

Für pharmakokinetische Medikamenteninteraktionen ist für Clozapin wie für die meisten Neuroleptika vornehmlich die Ebene der hepatischen Metabolisierung von Bedeutung. Außer flavinabhängigen Monooxygenasen sind mikrosomale Cytochrom-P-450-Enzyme für die Metabolisierung von Neuroleptika verantwortlich. Bei Säugetieren kennt man mindestens 10 Cytochrom-P450-Familien, die weiter nach Unterfamilien und Isoformen klassifiziert werden. Familien werden mit einer Zahl, Unterfamilien mit einem Buchstaben und Isoenzyme wiederum mit einer Zahl gekennzeichnet (z. B. CYP2D6). Für ein Isoenzym kodiert jeweils ein Gen. Beim Menschen sind mindestens 30 CYP-Isoenzyme charakterisiert worden, die zumeist in der Leber oder der gastrointestinalen Mukosa lokalisiert sind. Bestimmte CYP-Isoenzyme finden sich jedoch auch im Gehirn und sind dort beispielsweise für die Biotransformation von Steroidhormonen von Bedeutung. In Tabelle 1 sind für einige wichtige CYP450-Isoenzyme Psychopharmaka und andere Medikamente aufgeführt, die durch diese Isoenzyme metabolisiert werden bzw. eine Hemmung oder Induktion herbeiführen können.

Pharmaka weisen für CYP-Isoenzyme, mit denen sie interagieren, eine bestimmte „Affinität" auf, die man nach Michaelis-Menten u. a. enzymkinetisch als Hemmkonstante (K_i) kennzeichnen kann. Hemmkonstanten können in vitro, z. B. mit menschlichen Lebermikrosomen oder Zellkulturen, bestimmt werden. Ein niedriger K_i-Wert bedeutet, daß eine Substanz mit hoher Affinität an ein bestimmtes Isoenzym bindet und schon niedrige Konzentrationen (bzw. Dosen) eine deutliche Enzymhemmung verursachen können. Der Abbau eines Pharmakons durch ein bestimmtes CYP-Isoenzym kann nun inhibiert werden, wenn eine andere Substanz ebenfalls ein Substrat für dieses Isoenzym darstellt und das Pharmakon aufgrund ihrer höheren „Affinität" kompetitiv vom Metabolisierungsort verdrängt. Andererseits kann ein Pharmakon ein CYP-Isoenzym jedoch auch hemmen, ohne daß es von diesem verstoffwechselt wird (Tabelle 1).

In der Regel werden Medikamente durch mehr als ein einziges CYP-Enzym metabolisiert. Die Hemmung eines bestimmten CYP-Isoenzyms eines Pharmakons durch eine andere Substanz kann daher häufig durch alternative Stoffwechselwege kompensiert werden. Muttersubstanz und Metaboliten können durchaus unterschiedliche Affinitäts- bzw. Hemmkonstanten für verschiedene CYP-Isoenzyme aufweisen. Aus diesen Gründen lassen sich aus In-vitro-Untersuchungen zwar Hypothesen für mögliche Wechselwirkungen ableiten, jedoch klinische relevante Interaktionen eines Pharmakons nicht mit Sicherheit vorhersagen.

Für einige Cytochrom-P450-Isoformen sind Polymorphismen bekannt, die sich auf die Enzymaktivität auswirken: ein bestimmtes Isoenzym ist entweder metabolisch nicht wirksam oder wird gar nicht erst exprimiert. „Poor metabolizer" können - im Gegensatz zum „Normalfall" der „extensive metabolizer" aufgrund dieser genetischen Polymorphismen bestimmte Pharmaka nur langsam oder gar nicht metabolisieren. Beispielsweise sind ca. 4–7% der europäischen Bevölkerung „poor metabolizer" für CYP2D6 und ca. 3–4% für CYP2C19.

Pharmakokinetische Interaktionen von Clozapin

Für mögliche pharmakokinetische Interaktionen von Clozapin spielt insbesondere dessen Metabolisierung eine Rolle. Clozapin wird zu etwa 90% aus dem Magen-Darm-Trakt absorbiert. Die Bioverfügbarkeit beträgt – unabhängig von der Nahrungsaufnahme – ca. 40–50%. Maximale Plasmakonzentration werden ungefähr 2–4 h nach oraler Einnahme erzielt. Clozapin unterliegt einer extensiven Biotransformation und wird zu Norclozapin (N-Desmethyl-clozapin, Nor-Clz) und Clozapin-N-Oxid (N-Ox) als wichtigsten Metaboliten, außerdem zu hydroxylierten Stoffwechselprodukten abgebaut. Hinsichtlich der relevanten Cytochom-P450-Isoenzyme ist die Bedeutung von CYP1A2 am besten gesichert (Bertilsson et al. 1994), in geringerem Umfang spielen jedoch möglicherweise auch CYP3A4 und CYP2C9 eine Rolle (Jann et al. 1993; Pirmohamed et al. 1995). Zumindest in vitro wird Clozapin auch durch CYP2D6 metabolisiert (Fischer et al. 1992). Die Verstoffwechselungswege und die Metaboliten von Clozapin sind in Abb. 1 dargestellt.

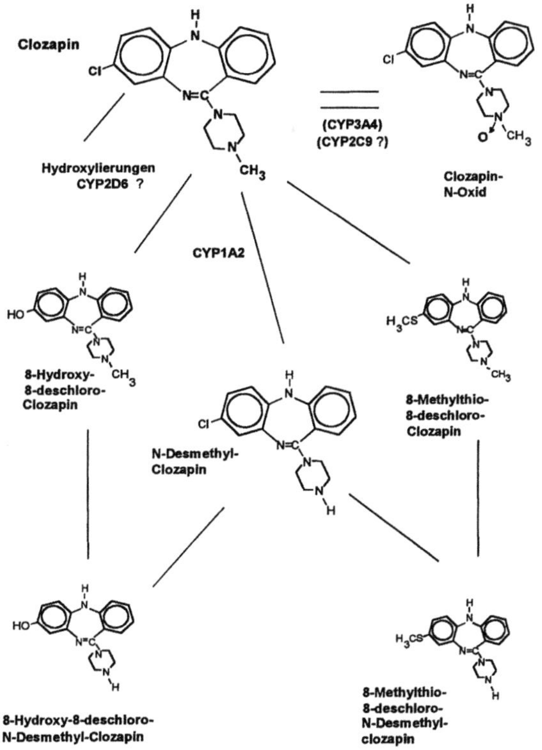

Abb. 1. Metabolismus von Clozapin. Norclozapin (N-Desmethylclozapin) und Clozapin-N-Oxid stellen die Hauptmetaboliten dar

Interaktionen mit selektiven Serotonin-Rückaufnahmehemmern

Selektive Serotonin-Rückaufnahmehemmer (SSRI) werden zunehmend häufiger auch in Kombination mit anderen Psychopharmaka, wie z. B. Clozapin, verordnet. In Einzelfallbeobachtungen wurden jedoch z. T. massive Wechselwirkungen mit SSRI wie Fluoxetin oder Fluvoxamin geschildert (Cassady u. Shaker 1992; Dequardo u. Roberts 1996; Hiemke et al. 1994; Jerling et al. 1994; Silver et al. 1995; Szegedi et al. 1995), wobei pharmakokinetische Interaktionen vermutet oder belegt werden konnten. Da sich Hinweise für unterschiedlich ausgeprägte klinische Effekte verschiedener SSRI fanden und SSRI unterschiedliche Hemmkonstanten für verschiedene CYP-Isoenzyme aufweisen, haben wir in zwei pharmakokinetischen Interaktionsstudien die Auswirkungen einer Kombination von Fluvoxamin- oder Paroxetin-Zugabe auf die Plasmakonzentrationen von Clozapin und seiner Metaboliten untersucht.

Theoretischer Hintergrund

Fluvoxamin interagiert mit den CYP450-Isotypen 1A2, 2C9, 2C19 und 3A4, wobei besonders CYP1A2 mit einer niedrigen Hemmkonstante von ca. 0,1 µM gehemmt wird (Brøsen et al. 1993; van Harten 1993). Unsere Hypothese war daher, daß Fluvoxamin aufgrund einer Demethylierungshemmung im Vergleich zu einer Monotherapie die Clozapin-Plasmakonzentration anheben, gleichzeitig jedoch die Spiegel seines Metaboliten Norclozapin senken würde. Dies erschien uns aus folgenden Gründen potentiell vorteilhaft: Zum einen ist die dopamin-antagonistische Wirkung von Norclozapin im Vergleich zu Clozapin schwächer ausgeprägt, während 5-HT_{2C}-Rezeptoren von Norclozapin stärker als von Clozapin blockiert werden (Kuoppamäki et al. 1993). Die Blockade von 5-HT_{2C}-Rezeptoren wird u. a. für die Gewichtszunahme unter Clozapin-Therapie verantwortlich gemacht; kürzlich wurde bei Mäusen, die den 5-HT_{2C}-Rezeptor nicht exprimieren können, gezeigt, daß diese „Knock-out"-Variante mit massiver Gewichtszunahme und Krampfanfällen einhergeht (Tecott et al. 1995). Zum anderen wurde besonders Norclozapin wegen seiner stärkeren hämatotoxischen Effekte für das erhöhte Agranulozytoserisiko unter Clozapin-Therapie verantwortlich gemacht (Gerson et al. 1994). Eine Anhebung der Clozapin-Plasmaspiegel bei gleichzeitiger Senkung der Norclozapin-Plasmaspiegel unter Fluvoxamin-Komedikation hätte also möglicherweise die Verträglichkeit von Clozapin verbessern können.

Paroxetin wird über CYP2D6 metabolisiert (Crewe et al. 1992), wobei der K_i-Wert mit 0,15 µM ebenfalls sehr niedrig liegt. Sollte also die in vitro gefundene Metabolisierung von Clozapin durch CYP2D6 (Fischer et al. 1992) auch klinisch relevant sein, wäre unter Paroxetin mit einem Anstieg der Plasmaspiegel von Clozapin und/oder Norclozapin zu rechnen.

Methodik

Es wurden insgesamt 30 mit Clozapin behandelte schizophrene Patienten mit überwiegender Negativ-Symptomatik untersucht (16 Patienten unter Fluvoxamin-Komedikation, davon 7 Raucher und 9 Nichtraucher; 14 Patienten unter Paroxetin-Zugabe, davon 8 Raucher und 6 Nichtraucher) und die Plasmakonzentrationen von Clozapin, Norclozapin und Clozapin-N-Oxid mittels HPLC gemessen (Weigmann u. Hiemke 1994). Alle Patienten wurden unter langsamer Aufdosierung auf eine wegen zu erwartender Interaktionen relativ niedrige Clozapin-Zieldoses von 2,5 mg pro kg Körpergewicht eingestellt. In der Fluvoxamin-Gruppe betrug die Clozapin-Dosis im Mittel 203±38 mg/die, in der Paroxetin-Gruppe 191±43 mg/die. Eine weitere Begleitmedikation war nicht erlaubt. Nach Erreichen des „steady state" erfolgten jeweils zwei Plasmaspiegel-Messungen im Abstand von sieben Tagen. Danach wurden entweder Fluvoxamin (50 mg/Tag) oder Paroxetin (20 mg/Tag) hinzugegeben und erneut in wöchentlichem Abstand über drei Wochen (Fluvoxamin) bzw. zwei Wochen (Paroxetin) die Plasmakonzentrationen von Clozapin und seiner Metaboliten bestimmt.

Ergebnisse

Unter *Fluvoxamin* zeigte sich schon nach der ersten Dosis ein deutlicher Anstieg der Plasmaspiegel von Clozapin und später auch seines Metaboliten Norclozapin. Nach 2 Wochen Behandlungsdauer waren unter Fluvoxamin die Clozapin- und Norclozapin-Plasmakonzentrationen signifikant auf das Dreifache, vereinzelt bis auf das Zehnfache der Ausgangswerte erhöht (Abb. 2a). Das Verhältnis von Clozapin zu seinen Metaboliten, insbesondere zu Norclozapin bezüglich der Demethylierungsrate, zeigte sich jedoch unverändert. Die „steady-state"-Plasmaeliminationshalbwertszeit von Clozapin stieg unter Fluvoxamin von einem Durchschnittswert von 17 h auf einen Wert von ca. 50 h an.

Nach *Paroxetin*-Zugabe wurde keine Veränderung der Plasmakonzentrationen von Clozapin, Norclozapin oder Clozapin-N-Oxid beobachtet (Abb. 2b). Ebenso blieben die Verhältniswerte der Muttersubstanz zu ihren Metaboliten bzw. der Metaboliten untereinander unverändert. Die Plasmaeliminationshalbwertszeit von Clozapin betrug vor Paroxetin-Zugabe im Mittel 14 h und blieb unter Paroxetin-Komedikation mit durchschnittlich 15 h unverändert.

Wurden die Patienten vor der Zugabe des SSRI in *Raucher* und Nichtraucher (jeweils 15 Patienten) unterteilt, ergaben sich für Raucher im Mittel um ca. 30% niedrigere Clozapin-Plasmakonzentrationen (141±49 ng/ml vs. 206±79 ng/ml, $p<0.05$). Die Norclozapin-Plasmaspiegel waren bei Nichtrauchern und Rauchern nicht unterschiedlich. Die „steady state"-Plasmaeliminationshalbwertszeit von Clozapin war bei Rauchern im Vergleich zu Nichtrauchern etwas erniedrigt (12,9±4,5 h vs. 18,3±3,6 h, $p<0.05$).

Bei Rauchern war die Demethylierungsrate (Verhältnis Norclozapin/Clozapin) höher als bei Nichtrauchern (Abb. 3). Als Ursache hierfür ist anzunehmen, daß CYP1A2 für die Demethylierung von Clozapin verant-

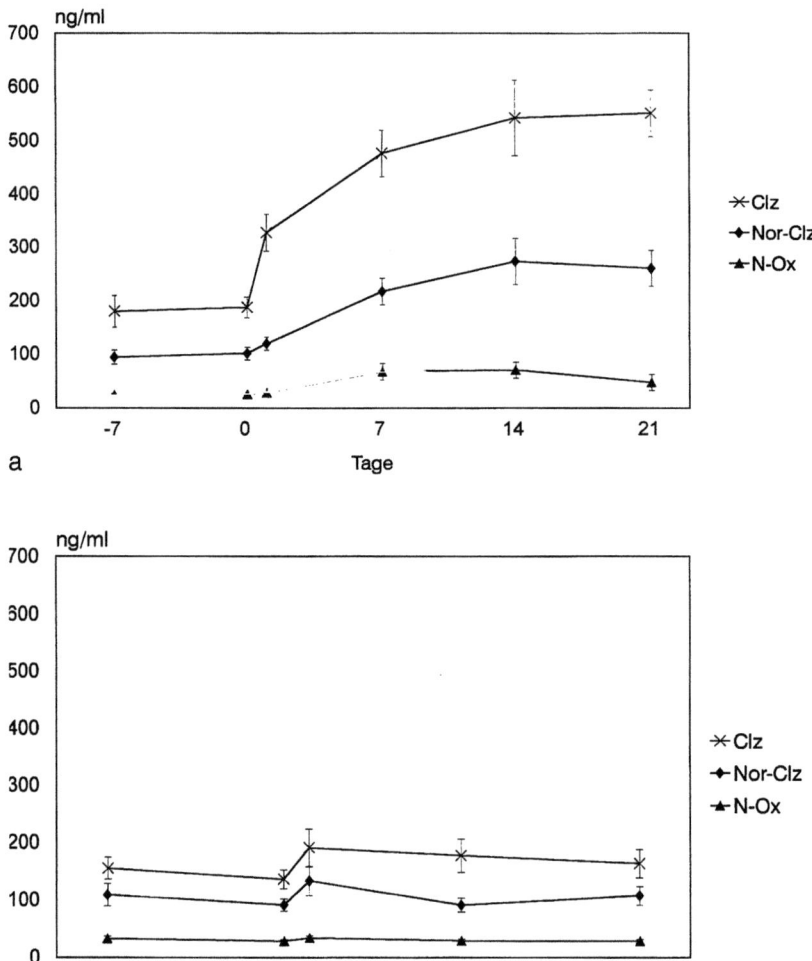

Abb. 2a, b. Plasmakonzentrationen im Zeitverlauf (Mittelwert ± Standardfehler des Mittelwertes) von Clozapin (Clz), N-Desmethylclozapin (Nor-Clz) und Clozapin-N-Oxid (N-Ox) [ng/ml] vor und unter Komedikation mit
a Fluvoxamin (50 mg/die) bei 16 schizophrenen Patienten (Tag 21:12 Patienten) und
b Paroxetin (20 mg/die) bei 14 schizophrenen Patienten. Tag 0 ist der erste Tag der Komedikation

wortlich ist und dieses Isoenzym durch Rauchen induziert wird. Fluvoxamin führt – anders als Paroxetin – zu einer Erniedrigung der Demethylierungsrate auch bei den Rauchern und damit zu einer Angleichung der zuvor unterschiedlichen Demethylierungsverhältnisse (Abb. 3).

Interaktionen von Clozapin mit anderen Psychopharmaka 47

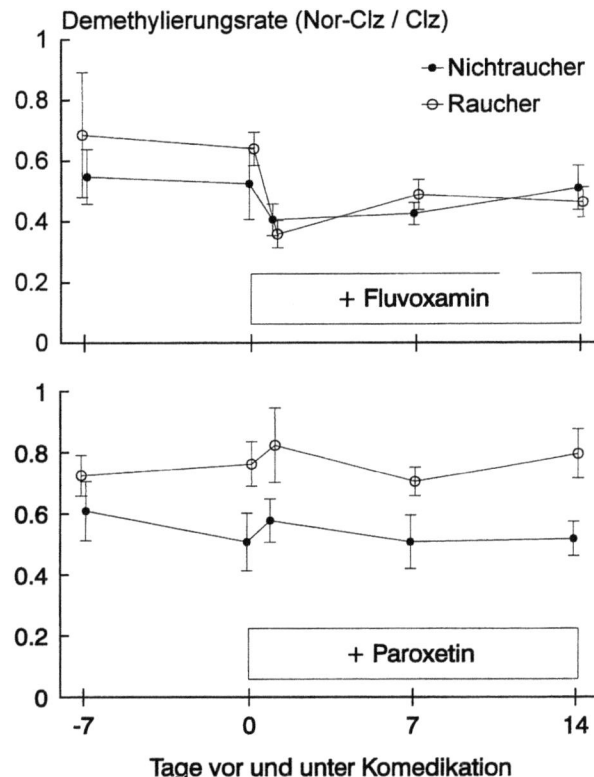

Abb. 3. Demethylierungsrate (Quotient Norclozapin/Clozapin; Mittelwert ± Standardfehler des Mittelwertes) vor bzw. unter Fluvoxamin- oder Paroxetin-Komedikation bei Nichtrauchern und Rauchern

Diskussion

Unter einer Kombination von Clozapin mit Fluvoxamin kommt es zu einer deutlichen Erhöhung der Plasmakonzentrationen von Clozapin und seines Hauptmetaboliten Norclozapin, selbst wenn nur eine relativ niedrige Fluvoxamin-Dosis hinzugegeben wird. Damit konnten die genannten Einzelfallbeobachtungen durch eine prospektive Interaktionsstudie bestätigt werden. Auch die Plasmaspiegel von Clozapin-N-Oxid sind unter Fluvoxamin-Komedikation erhöht. Entgegen der Vorannahmen steigen Clozapin und Norclozapin im selben Ausmaß an, so daß die pharmakokinetische Interaktion offenbar über eine bloße Demethylierungshemmung von Clozapin hinausgeht und sich die ursprüngliche Hypothese, durch Fluvoxamin-Zugabe die Clozapin-Plasmaspiegel selektiv anheben zu können, anders als in einer vergleichbaren Untersuchung mit einer Fluvoxamin-Clomipramin-Kombination (Szegedi et al. 1996) nicht bestätigen ließ. Bei unseren Patienten war Rauchen (wie in der Studie von Haring et al. 1990; s. hierzu aber auch gegenteilige Befunde von Hasegawa et al. 1993) mit einer höheren Clozapin-Demethylierungsrate und niedrigeren Clozapin-Plasmakonzentrationen verbunden. Unter Fluvoxamin-Zugabe wurde dieser Effekt einer Induktion der Clozapin-Metabolisierung aufgehoben.

Eine Paroxetin-Komedikation verursachte keine signifikanten Veränderungen der Plasmakonzentrationen von Clozapin und seiner Metaboliten. Diese Befunde sprechen dafür, daß CYP2D6 bei der Metabolisierung von Clozapin in vivo keine klinisch relevante Rolle spielt. In einer Untersuchung zur möglichen Bedeutung von CYP2D6-Polymorphismen für die Clozapin-Response konnte gleichfalls kein Unterschied zwischen CYP2D6 „poor metabolizern" und „extensive metabolizern" gefunden werden (Arranz et al. 1995). In einer kürzlich erschienenen Studie wird jedoch über einen signifikanten Anstieg von Clozapin- und Norclozapin-Plasmaspiegeln um ca. 50–60% unter Paroxetin-Komedikation berichtet (Centorrino et al. 1996). Im Gegensatz zur vorliegenden Untersuchung handelte es sich bei dieser Studie jedoch nicht um eine prospektive Untersuchung mit intraindividuellem Vergleich, sondern es wurden bezüglich Alter und Clozapin-Dosis retrospektiv gematchte Patientengruppen einander gegenübergestellt und die Clozapin- und Norclozapin-Plasmaspiegel einmalig miteinander verglichen, wobei offenbar in beiden Gruppen auch eine zusätzliche Begleitmedikation mit Benzodiazepinen oder Lithium erlaubt war. Ein weiterer Unterschied lag in der Höhe der Paroxetin-Dosierung: in unserer Untersuchung wurden alle Patienten mit einer Dosis von 20 mg/Tag behandelt; in der Studie von Centorrino et al. (1996) lag die Paroxetin-Dosis im Durchschnitt bei 31,2 mg/die. Daher könnte die beobachtete Diskrepanz möglicherweise auch durch verschieden hohe Paroxetin-Dosen bedingt sein.

Auch unter Fluoxetin sind erhöhte Clozapin-, Norclozapin- und Clozapin-N-Oxid-Plasmakonzentrationen berichtet worden. In Untersuchungen, in denen Patientengruppen unter Fluoxetin-Komedikation mit Patienten unter einer Clozapin-Monotherapie gematcht wurden, fanden sich unter Fluoxetin um 30–75% erhöhte Clozapin-Plasmaspiegel (Centorrino et al. 1994, 1996; Hasegawa et al. 1993).

Die unter verschiedenen SSRI beobachteten Plasmaspiegelveränderungen von Clozapin mit z. T. vermehrten Nebenwirkungen sind u. a. auch deshalb von Bedeutung, weil in den letzten Jahren von verschiedenen Gruppen Untersuchungen zu therapeutischen Plasmaspiegeln von Clozapin publiziert wurden. Von einem Negativbefund abgesehen (Pickar et al. 1992), wurden – hauptsächlich bei therapieresistenten Patienten – untere therapeutische Schwellenwerte zwischen 350 und 420 ng/ml (Hasegawa et al. 1993; Kronig et al. 1995; Miller et al. 1994; Perry et al. 1991; Potkin et al. 1994) gefunden. Auch die unter Clozapin beobachteten EEG-Veränderungen sind direkt mit den Clozapin-Plasmaspiegeln korreliert (Haring et al. 1994; Olesen et al. 1995), wobei bisher nicht gesichert ist, daß EEG-

Veränderungen Krampfanfälle prädizieren. Obwohl ein Zusammenhang zwischen der Höhe der Clozapin-Dosis und dem Auftreten von Krampfanfällen besteht und Krampfanfälle im „steady state" bei Dosen über 600 mg/Tag häufiger sind (Pacia u. Devinsky 1994), wurde bisher kein Plasmaspiegelwert definiert, jenseits dessen das Krampfrisiko deutlich erhöht ist. In unserer Klinik haben wir im Sinn einer vorläufigen Arbeitsgröße Clozapin-Plasmakonzentrationswerte zwischen 350 und 600 ng/ml als „optimalen" Bereich angenommen. Aufgrund der unter der Kombination von Clozapin mit bestimmten SSRI beobachteten Plasmaspiegelanstiege sollten die Clozapin-Plasmakonzentrationen sowie das EEG und EKG regelmäßig kontrolliert werden. Ähnliche Kontrollen sind u. E. generell für Kombinationsbehandlungen mit Clozapin empfehlenswert und *notwendig* zumindest dann, wenn es sich bei der Komedikation um Substanzen handelt, bei denen aufgrund ihrer Metabolisierung durch bestimmte Cytochrom-P450-Isoenzyme (vgl. Tabelle 1) mit Interaktionen gerechnet werden muß.

Weitere pharmakokinetische Interaktionen mit Clozapin

Die Kenntnisse zu weiteren pharmakokinetischen Interaktionen stützen sich vielfach auf Einzelfachberichte. Unter *Carbamazepin*-Zugabe sinken die Clozapin-Plasmakonzentrationen durchschnittlich um ca. 50% ab (Tiihonen et al. 1995); nach Absetzen von Carbamazepin können die Clozapin-Plasmaspiegel auf das Doppelte der unter Komedikation gemessenen Werte ansteigen (Raitasuo et al. 1993). Auch *Phenytoin* führt zu einem Abfall der Clozapin-Plasmakonzentrationen um 65 bzw. 85% (Miller 1991). Für die Kombination aus Clozapin und *Valproinsäure* sind bislang widersprüchliche Befunde publiziert worden: Es wurden sowohl um bis zu 40% erhöhte Clozapin-Plasmakonzentrationen bei leichter Abnahme der Norclozapin-Spiegel beobachtet (Centorrino et al. 1994), als auch über eine Abnahme der Clozapin-Spiegel um 15% (Longo u. Salzman 1995) bzw. 40% (Finley u. Warner 1994) berichtet.

Unter *Cimetidin* wurden verstärkte Clozapin-Nebenwirkungen und um 50–70% erhöhte Plasmaspiegel beobachtet (Szymanski et al. 1991). Unter *Erythromycin* waren in einem Fall die Clozapin-Plasmaspiegel fast verdoppelt; der betroffene Patient erlitt einen Krampfanfall (Funderburg et al. 1994). In einem weiteren Einzelfall kam es zu einem Anstieg der Clozapin-Spiegel um ca. 75% durch Risperidon-Zugabe (2 mg/die; Tyson et al. 1995).

Eine Auswahl von weiteren pharmakokinetischen Interaktionen von Clozapin ist in Tabelle 2 dargestellt, wobei anzumerken ist, daß die dort aufgeführten pharmakokinetischen Wechselwirkungen mit trizyklischen Antidepressiva bzw. Neuroleptika oder Propranolol von Ausmaß und Bedeutung her geringer einzustufen sind als solche mit bestimmten SSRI oder Antiepileptika.

Tabelle 2. Pharmakokinetische Wechselwirkungen von Clozapin mit Psychopharmaka und anderen Medikamenten

Zusatzmedikation	Wechselwirkung
Trizyklische Antidepressiva und Neuroleptika	Wechselseitige Hemmung der Metabolisierung möglich; Anstieg der jeweiligen Plasmakonzentrationen möglich
Fluvoxamin, Fluoxetin	Hemmung der Metabolisierung von Clozapin; Anstieg der Plasmakonzentrationen von Clozapin und seiner Metaboliten
Carbamazepin; Phenytoin	Verstärkte Metabolisierung von Clozapin; niedrigere Clozapin-Plasmakonzentrationen
Valproinsäure	Veränderungen der Plasmakonzentration von Clozapin (Erhöhung bzw. Erniedrigung) und Valproinsäure (Verdrängung aus der Plasmaeiweißbindung?) möglich
Propranolol	Wechselseitige Hemmung der Metabolisierung; geringgradig höhere Plasmakonzentration von Clozapin möglich
Koffein, Theophyllin	Offenbar Hemmung der Metabolisierung der Methylxanthine mit Anstieg deren Plasmakonzentration
Rauchen	Verstärkte Metabolisierung von Clozapin; niedrigere Plasmakonzentration von Clozapin; evtl. schlechtere antipsychotische Wirkung

Pharmakodynamische Interaktionen mit Clozapin

Unabhängig von pharmakokinetischen Interaktionen ist Clozapin aufgrund seines Rezeptoraffinitätsprofils vom pharmakodynamischen Standpunkt her ebenfalls eine interaktionsträchtige Substanz. Pharmakodynamische Interaktionen lassen sich allerdings leichter vorhersagen als pharmakokinetische, indem man die Wirkprofile der beiden zu kombinierenden Substanzen miteinander vergleicht; in der Regel wird ja auch die Indikation zu einer bestimmten Komedikation unter der Vorstellung erwünschter pharmakodynamischer Interaktionen gestellt.

Abgesehen von Dopamin-Rezeptoren blockiert Clozapin muskarinische Azetylcholin-Rezeptoren (insbesondere den M_1-Subtyp), Serotonin-Rezeptoren (insbesondere $5HT_{2A}$-, $5HT_{2C}$- $5HT_6$- und $5HT_7$-Rezeptoren), Histamin-H_1-Rezeptoren und a_1- sowie a_2-Adrenozeptoren. Norclozapin ist ebenfalls ein potenter $5HT_{2A/2C}$-Rezeptorantagonist. Durch einige dieser Wirkmechanismen werden pharmakodynamische Interaktionen erklärbar. Die anticholinergen Wirkungen von *Biperiden*, trizyklischen Antidepressiva, wie z. B. *Amitriptylin* oder *Doxepin*, trizyklischen Neuroleptika, wie z. B. *Levomepromazin*, können verstärkt werden bis hin zu Komplikationen wie Ileus oder Delir; insbesondere delirante Syndrome sind unter Kombination mit Antidepressiva signifikant häufiger als unter Clozapin-Monotherapie (Naber et al. 1992). Die Kombination mit antihistaminisch wirkenden Substanzen, wie z. B. *Doxepin* oder *Diphenhydramin* oder

Benzodiazepinen, kann zu verstärkter Sedierung führen. Unter zusätzlicher Gabe von $5\,HT_{2A/2C}$-Rezeptorantagonisten, wie z. B. *Mianserin*, ist eine gesteigerte Zunahme von Appetit und Gewicht, bei gleichzeitiger Verordnung von α_1-adrenolytischen Pharmaka, wie z. B. *Prazosin*, eine vermehrte Blutdrucksenkung mit orthostatischer Hypotonie möglich. Ähnliche Blutdrucknebenwirkungen wurden auch für *ACE-Hemmer*, wie z. B. *Enalapril*, oder *β-Blocker*, wie z. B. *Propranolol*, beschrieben. Eine Kombination mit irreversiblen *MAO-Hemmern* wie *Tranylcypromin* kann ebenfalls in einer verstärkten orthostatischen Hypotonie und einer möglicherweise geringeren antipsychotischen Wirkung resultieren. Bei gleichzeitiger Gabe von trizyklischen Neuroleptika wie Clozapin und opiatartigen Narkoanalgetika, wie z. B. *Pethidin*, sind vermehrte analgetische und sedierende Nebenwirkungen möglich, wobei es sich bei der vermuteten gegenseitigen Wirkverstärkung auch um eine pharmakokinetische Interaktion handeln könnte.

Unter Kombination von Clozapin und *Benzodiazepinen* sind – insbesondere unter i.v.-Gabe von Benzodiazepinen – in seltenen Einzelfällen Komplikationen bis hin zu letalem Ausgang mit schwerem Blutdruckabfall, Bewußtlosigkeit, Kreislauf- und Atemstillstand beschrieben worden (Grohmann et al. 1989; Klimke u. Klieser 1994). Unter Zugabe von *Lithium* zu Clozapin ist vermutlich das Risiko neurotoxischer Nebenwirkungen bis hin zu Krampfanfällen erhöht (Blake et al. 1992; Garcia et al. 1994). Andererseits muß betont werden, daß sich bei größeren Patientenkollektiven weder für eine Lithium- noch für eine Benzodiazepin-Zugabe mehr oder schwerere Nebenwirkungen als unter Clozapin-Monotherapie nachweisen ließen (Naber et al. 1992). Die Empfehlung, aufgrund der sehr seltenen, jedoch potentiell schwerwiegenden Nebenwirkungen unter Benzodiazepin-Komedikation stattdessen auf interaktionsträchtigere Substanzen wie Chloralhydrat oder Barbiturate auszuweichen (Dickson et al. 1994), erscheint daher fragwürdig. Pharmakokinetische Interaktionen sind nur mit wenigen Benzodiazepinen zu erwarten (vgl. Tabelle 1). Bei Kombination von Clozapin mit trizyklischen Antidepressiva oder Maprotilin kann die Inzidenz von Krampfanfällen ansteigen. Das Risiko für eine Agranulozytose ist unter einer Zusatztherapie mit *Carbamazepin* vermutlich höher als unter Clozapin allein. In einer retrospektiven Analyse wiesen 3 von 14 Patienten unter einer Clozapin-Carbamazepin-Kombination und 5 von 133 Patienten unter Clozapin in Monotherapie oder in Kombination mit anderen Psychopharmaka eine Granulozytopenie auf (Junghan et al. 1993).

Eine Zusammenfassung der geschilderten pharmakodynamischen Wechselwirkungen von Clozapin ist in Tabelle 3 aufgelistet.

Kritische Beurteilung möglicher Kombinationen mit Clozapin

Empirisch abgesicherte Empfehlungen zur Wirksamkeit und Verträglichkeit einer Kombination von Clozapin mit anderen Pharmaka sind beim

Tabelle 3. Pharmakodynamische Wechselwirkungen von Clozapin mit Psychopharmaka und anderen Medikamenten

Zusatzmedikation	Wechselwirkung
Trizyklische Antidepressiva und Neuroleptika	Je nach Rezeptoraffinitätsprofil der jeweiligen Substanz vermehrte anticholinerge, antihistaminische oder adrenolytische Nebenwirkungen Evtl. erhöhtes Risiko für Krampfanfälle Evtl. erhöhtes Leukopenie- und Agranulozytose-Risiko
Irreversible MAO-Hemmer (z. B. Tranylcypromin)	Verstärkte orthostatische Hypotonie Abschwächung der antipsychotischen Wirkung(?)
5-HT$_2$-Antagonisten (z. B. Mianserin)	Appetitsteigerung und vermehrte Gewichtszunahme möglich
Lithium	Erhöhtes Risiko für neurotoxische Nebenwirkungen Evtl. Wirkungsverstärkung bei Therapieresistenz
Carbamazepin	Erhöhtes Leukopenie- und Agranulozytose-Risiko
Benzodiazepin-Tranquilizer oder -Hypnotika	Verstärkte Sedierung Evtl. verstärkte antipsychotische Wirkung (?) In seltenen Fällen, insbesondere bei rascher i.v.-Injektion von Benzodiazepinen, Schwindel- und Kollapszustände bis hin zu Bewußtlosigkeit, Kreislauf- und Atemstillstand
Anticholinergika	Verstärkte anticholinerge Nebenwirkungen
Antihistaminika	Verstärkte antihistaminische Nebenwirkungen
Opiatartige Narkoanalgetika	Verstärkter sedierender und analgetischer Effekt Verstärkung der Nebenwirkungen bis hin zur Atemdepression möglich
Propranolol	Verstärkte Blutdrucksenkung
ACE-Hemmer (z. B. Enalapril)	Verstärkte Blutdrucksenkung mit orthostatischer Hypotonie

gegenwärtigen Wissensstand nur eingeschränkt und vorläufig möglich, weil entsprechende Evaluationsstudien fehlen. Da gravierende Nebenwirkungen zumeist seltene Ereignisse sind, können diese allerdings in der Regel auch in kontrollierten Interaktionsstudien nicht mit der nötigen Sicherheit festgestellt bzw. ausgeschlossen werden. Daher basieren im Blick auf Nebenwirkungen die Nutzen-Risikoabwägung und die Abschätzung des Interaktionspotentials einer Kombinationstherapie mit einem gewissen Recht immer auch auf naturalistischen Verlaufsdaten und Einzelfallbeobachtungen.

Generell sollte vor jeder Kombinationsbehandlung der Versuch gemacht werden, die Clozapin-Monotherapie zu optimieren, z. B. durch Dosisänderung auf der Grundlage einer Plasmaspiegelkontrolle. Bei gleichzeitiger Gabe von Clozapin und anderen Medikamenten sollten beide Substanzen in möglichst niedrigen wirksamen Dosen kombiniert werden.

Nach Möglichkeit sollten die Konzentrationen der verabreichten Pharmaka im Blut kontrolliert werden.

Falls aufgrund einer ungenügenden antipsychotischen Wirkung oder einer wegen störender Nebenwirkungen nicht weiter möglichen Clozapin-Dosissteigerung ein *Neuroleptikum* hinzugegeben werden soll, ist in erster Linie an eine hochpotente Substanz aus der Butyrophenon-Reihe, z. B. Haloperidol oder Benperidol, oder an ein substituiertes Benzamid, z. B. Sulpirid, zu denken, da unter diesen Antipsychotika allenfalls geringe unerwünschte pharmakokinetische oder pharmakodynamische Interaktionen zu erwarten sind. Trizyklische Neuroleptika sollten wegen des erhöhten Nebenwirkungsrisikos möglichst nicht mit Clozapin kombiniert werden. Dies gilt insbesondere für Substanzen, die wie Clozapin ausgeprägte anticholinerge, antihistaminerge und adrenolytische Begleitwirkungen haben.

Auch bei Komedikation von Clozapin mit einem *Antidepressivum* sollten trizyklische Substanzen wie Amitriptylin oder andere tertiäre Amine vermieden werden, da diese in mehr oder weniger starkem Ausmaß ebenfalls muskarinische Azetylcholin-, Histamin- und a_1-Rezeptoren blockieren. Das Risiko für einen Krampfanfall muß bei Kombination mit diesen trizyklischen Antidepressiva ebenfalls als erhöht angesehen werden, dies gilt in besonderem Maße auch für Maprotilin. Sekundäre Amine wie Desipramin oder Nortriptylin sind zwar nach unseren Erfahrungen bei Kombination mit Clozapin von den Begleitwirkungen her besser verträglich als tertiäre Amine, gehen allerdings möglicherweise mit einem erhöhten Leukopenie- oder Agranulozytoserisiko einher. Diese letzte Einschränkung gilt auch für Mianserin. Bei den SSRI kann es – insbesondere unter Fluvoxamin und Fluoxetin – zu deutlich erhöhten Clozapin-Plasmaspiegeln kommen; für Paroxetin scheint dies (zumindest in einer Dosis von 20 mg/Tag) nicht der Fall zu sein. Die pharmakokinetische Interaktion von Clozapin und Fluvoxamin kann man sich u. E. in Ausnahmefällen unter Beachtung der notwendigen Kautelen (regelmäßige, zunächst sehr engmaschige Plasmaspiegelbestimmungen, EEG- und EKG-Kontrollen) bei Non-Respondern oder Rauchern zunutze machen, um die Clozapin-Plasmaspiegel auf suffiziente Werte anzuheben.

Falls die Zugabe eines *Phasenprophylaktikums* zu Clozapin unverzichtbar erscheint, spricht u. E. die Nutzen-Nebenwirkungs-Relation eher für Lithium als für Carbamazepin, da unter Carbamazepin die Clozapin-Plasmaspiegel möglicherweise auf therapeutisch nicht ausreichende Werte absinken können (Enzyminduktion) und die Gefahr einer Blutbildschädigung erhöht ist. Die gleichzeitige Anwendung von Clozapin und Lithium ist jedoch vor dem Hintergrund, daß Neuroleptika-Lithium-Kombinationen generell ein erhöhtes Nebenwirkungsrisiko (Neurotoxizität, Krampfanfälle, malignes neuroleptisches Syndrom) bedingen, sicher nicht unproblematisch und bedarf engmaschiger Kontrollen, insbesondere des EEGs. Schließlich wird die Frage, ob mögliche Veränderungen der Granulozytopoese unter Lithium-Zugabe eher positiv oder eher negativ zu bewerten seien, kontrovers diskutiert (Adityanjee 1995; Gerson et al. 1991; Valevski et al. 1993). Die mögliche phasenprophylaktische Wirkung von Valproinsäure ist u. E. noch nicht genügend untersucht.

Falls sich beim Auftreten von Krampfanfällen unter Clozapin die zusätzliche Verordnung eines *Antikonvulsivums* als unumgänglich erweist, da z. B. eine Reduktion der Clozapin-Dosis nicht ausreichend anfallsprotektiv wirksam ist oder auf die Gabe hoher Dosen nicht verzichtet werden kann, ist u. E. in erster Linie an Valproinsäure zu denken. Alternativsubstanzen wie Carbamazepin, Phenobarbital oder Phenytoin verursachen sämtlich eine Enzyminduktion; Carbamazepin und seltener auch Phenobarbital und Phenytoin können außerdem zu einer Leukopenie bzw. Agranulozytose führen. Allerdings sind auch unter konkomittierender Gabe von Valproinsäure Veränderungen der Clozapin-Plasmakonzentrationen beschrieben worden; Valproinsäure kann neben einer unerwünschten Gewichtszunahme auch Transaminasenerhöhungen und in seltenen Fällen Thrombopenien und Agranulozytosen verursachen. Daher erscheint eine Komedikation nur bei strenger Indikationsstellung und engmaschigen Kontrollen der Blutspiegel beider Substanzen, des Blutbildes und der Leberenzyme vertretbar.

Unter den *internistischen Medikamenten* könnten nach präklinischen Befunden bestimmte Kalzium-Antagonisten wie Verapamil oder Diltiazem pharmakokinetische Interaktionen mit erhöhten Clozapin-Spiegeln verursachen. Als H_2-Antagonist sollte Ranitidin gegeben werden, das im Gegensatz zu Cimetidin keine Plasmaspiegelveränderungen nach sich zieht. Interaktionen von Clozapin mit Omeprazol sind bisher nicht beschrieben, doch sind aufgrund einer Enzyminduktion durch Omeprazol Erniedrigungen der Clozapin-Plasmaspiegel denkbar. Eine gleichzeitige Verordnung bestimmter Antibiotika oder Antimykotika wie Griseofulvin oder Rifampizin, Erythromycin, Troleandomycin, Ketoconazol, Enoxacin oder Ciprofloxacin mit Clozapin ist wegen der Gefahr pharmakokinetischer Interaktionen (Enzyminduktion oder -hemmung) nur bei strenger Indikationsstellung (Antibiogramm, Fehlen gleichwertiger Alternativen) und engmaschigen Kontrollen der Clozapin-Plasmaspiegel möglich.

Zusammenfassung

Clozapin ist eine zwar hochwirksame, aber auch nebenwirkungsreiche und interaktionsträchtige Substanz. Die Komedikation von Clozapin mit anderen Psychopharmaka oder internistischen Medikamenten erfordert neben einer strengen Indikationsstellung eine genaue Kenntnis der jeweiligen Wirk- und Nebenwirkungsprofile sowie der Metabolisierungswege der zu kombinierenden Substanzen, um pharmakodynamische oder pharmakokinetische Interaktionen abschätzen und schwerwiegende Nebenwirkungen vermeiden zu können. Bei Beachtung der notwendigen Kautelen und Therapiekontrollen (wie z. B. Therapeutisches Drug-Monitoring mit regelmäßigen Kontrollen der Plasmakonzentrationen) können jedoch nicht nur Risiken vermieden, sondern gezielt die möglichen Vorteile einer Kombinationstherapie genutzt werden. Weitere Untersuchungen mit Kombinationstherapien müssen klären, ob nicht wie bei in anderen Disziplinen längst üblichen Kombinationen verschiedener Antihypertensiva, Antiepileptika, Antibiotika oder Chemotherapeutika auch in der Kombination bestimmter Psychopharmaka bisher ungenutzte therapeutische Potentiale verborgen liegen.

Literatur

Adityanjee (1995) Modification of clozapine-induced leukopenia and neutropenia with lithium carbonate. Am J Psychiatry 152:648-649
Arranz MJ, Dawson E, Shaikh S et al. (1995) Cytochrome P450 2D6 genotype dose not determine response to clozapine. Br J Clin Pharmacol 39:417-420
Baumann P, Rochat B (1995) Comparative pharmacokinetics of selective serotonin reuptake inhibitors: a look behind the mirror. Int Clin Psychopharmacology 10 (Suppl 1):15-21
Bertilsson L, Carrillo JA, Dahl ML et al. (1994) Clozapine disposition covaries with CYP1A2 activity determined by a caffeine test. Br J Clin Pharmacol 38:71-73
Blake LM, Marks RC, Luchins KJ (1992) Reversible neurologic symptoms with clozapine and lithium. J Clin Psychopharmacol 12:297-299
Brøsen K, Skjelbo E, Rasmussen BB, Poulsen HE, Loft S (1993) Fluvoxamine is a potent inhibitor of cytochrome P450 1A2. Biochem Pharmacol 45:1211-1214
Cassady SL, Thaker GK (1992) Addition of fluoxetine to clozapine. Am J Psychiatry 149:1274
Centorrino F, Baldessarini RJ, Kando J et al. (1994) Serum concentrations of clozapine and its major metabolites: effects of cotreatment with fluoxetine of valproate. Am J Psychiatry 151:123-125
Centorrino F, Baldessarini RJ, Frankenburg FR et al. (1996) Serum levels of clozapine and norclozapine in patients treated with selective serotonin reuptake inhibitors. Am J Psychiatry 153:820-822
Crewe HK, Lennard MS, Tucker GT, Woods RF, Haddock RE (1992) The effect of selective serotonin re-uptake inhibitors on cytochrome P450 2D6 (CYP2D6) activity in humun liver microsomes. Br J Clin Pharmacol 34:262-265
Dequardo JR, Roberts M (1996) Elevated clozapine levels after fluvoxamine initiation. Am J Psychiatry 153:840-841
DeVane LC (1994) Pharmacogenetics and drug metabolism of newer antidepressant agents. J Clin Psychiatry 55 (Suppl 12):38-45
Dickson RA, Williams R, Dalby JT (1994) The use of chloral hydrate and sodium amytal during clozapine initiation. Can J Psychiatry 39:132-134
Finley P, Warner C (1994) Potential impact of valproic acid therapy on clozapine disposition. Biol Psychiatry 36:487-488
Fischer V, Vogels B, Maurer G, Tynes R (1992) The antipsychotic clozapine is metabolized by the polymorphic human microsomal and recombinant cytochrome P450 2D6. J Pharmacol Exp Ther 260:1355-1360
Funderburg LG, Vertrees JE, True JE, Miller AL (1994) Seizure following addition of erythromycin to clozapine treatment. Am J Psychiatry 151:1840-1841
Gaebel W, Klimke A, Klieser E (1994) Kombination von Clozapin mit anderen Psychopharmaka. In: Naber D, Müller-Spahn F (Hrsg) Clozapin. Pharmakologie und Kli-

nik eines atypischen Neuroleptikums. Springer, Berlin Heidelberg New York Tokyo, S 43-58
Garcia G, Crismon ML, Dorson PG (1994) Seizures in two patients after the addition of lithium to a clozapine regimen. J Clin Psychopharmacol 14:426-428
Gerson SL, Lieberman JA, Friedenberg WR et al. (1991) Polypharmacy in fatal clozapine-associated agranulocytosis. Lancet 338:262-263
Gerson SL, Arce C, Meltzer HY (1994) N-desmethylclozapine: a clozapine metabolite that suppresses haemopoiesis. Br J Haematol 86:555-561
Grohmann R, Rüther E, Sassim N, Schmidt LG (1989) Adverse effects of clozapine. Psychopharmacology 99:S 101-104
Goff DC, Baldessarini RJ (1993) Drug interactions with antipsychotic agents. J Clin Psychopharmacol 13:57-67
Haring C, Fleischhacker W, Schett P et al. (1990) Influence of patient-related variables on clozapine plasma levels. Am J Psychiatry 147:1471-1475
Haring C, Neudorfer C, Schwitzer J et al. (1994) EEG alterations in patients treated with clozapine in relation to plasma levels. Psychopharmacology 114:97-100
Hasegawa M, Gutierrez-Esteinou R, Way L, Meltzer HY (1993) Relationship between clinical efficacy and clozapine plasma concentrations in schizophrenia: effect of smoking. J Clin Psychopharmacol 13:383-390
Hiemke C, Weigmann H, Härtter S et al. (1994) Elevated levels of clozapine in serum after addition of fluvoxamine. J Clin Psychopharmacol 14:279-281
Jann MW, Grimsley S, Gray E, Chang W (1993) Pharmacokinetics and pharmacodynamics of clozapine. Clin Pharmacokinet 24:161-176
Jerling M, Lindstrom L, Bondesson U, Bertilson L (1994) Fluvoxamine inhibition and carbamazepine induction of the metabolism of clozapine: evidence from a therapeutic drug monitoring service. Ther Drug Monit 16:368-374
Junghan U, Albers M, Woggon B (1993) Increased risk of hematological side-effects in psychiatric patients treated with clozapine and carbamazepine? Pharmacopsychiatry 26:262
Ketter TA, Flockhart DA, Post RM et al. (1995) The emerging role of cytochrome P450 3 A in psychopharmacology. J Clin Psychopharmacol 15:387-398
Klimke A, Klieser E (1994) Sudden death after intravenous application of lorazepam in a patient treated with clozapine. Am J Psychiatry 151:780
Kuoppamäki M, Syvälahti E, Hietala J (1993) Clozapine and N-desmethylclozapine are potent $5-HT_{1C}$ receptor antagonists. Eur J Pharmacol 245:179-182
Longo LP, Salzman C (1995) Valproic acid effects on serum concentrations of clozapine and norclozapine. Am J Psychiatry 152:650
McCarthy RH (1994) Seizures following smoking cessation in a clozapine responder. Pharmacopsychiatry 27:210-211
Miller DD (1991) Effect of phenytoin on plasma clozapine concentrations in two patients. J Clin Psychiatry 52:223-225
Miller DD, Fleming F, Holman TL, Perry PJ (1994) Plasma clozapine concentrations as a predictor of clinical response: a follow-up study. J Clin Psychiatry 55 (Suppl B): 117-121
Naber D, Holzbach R, Perro C, Hippius H (1992) Clinical management of clozapine patients in relation to efficacy and side-effects. Br J Psychiatry 160 (Suppl 17):54-59
Nemeroff CB, DeVane L, Pollick BG (1996) Newer antidepressants and the cytochrome P450 system. Am J Psychiatry 153:311-318
Olesen OV, Thomsen K, Jensen PN et al. (1995) Clozapine serum levels and side effects during steady-state treatment of schizophrenic patients: a cross sectional study. Psychopharmacology 117:371-378
Pacia SV, Devinsky O (1994) Clozapine-related seizures: experience with 5629 patients. Neurology 44:2247-2249

Peacock L, Gerlach J (1994) Clozapine treatment in Denmark: concomitant psychotropic medication and hematologic monitoring in a system with liberal usage practices. J Clin Psychiatry 55:44-49
Perry PJ, Miller DD, Arndt SV, Cadoret RJ (1991) Clozapine and norclozapine plasma concentrations and clinical response of treatment-refractory schizophrenic patients. Am J Psychiatry 148:231-235
Pirmohamed M, Williams D, Madden S, Templeton E, Park BK (1995) Metabolism and bioactivation of clozapine by human liver in vitro. J Pharmacol Exp Ther 272:984-990
Potkin SG, Bera R, Gulasekaram B, Costa J, Hayes S, Ju Y (1994) Plasma clozapine concentrations predict clinical response in treatment-resistant schizophrenia. J Clin Psychiatry 55 (Suppl B):133-136
Raitasuo V, Lehtovaara R, Huttunen MO (1993) Carbamazepin and plasma levels of clozapine. Am J Psychiatry 150:169
Silver H, Kaplan A, Jahjah N (1995) Fluvoxamine augmentation for clozapine-resistant schizophrenia. Am J Psychiatry 152:1098
Szegedi A, Wiesner J, Hiemke C (1995) Improved efficacy and fewer side effects under clozapine treatment after addition of fluvoxamine. J Clin Psychopharmacol 15:141-143
Szegedi A, Wetzel H, Leal M, Härtter S, Hiemke C (1996) Combination treatment with clomipramine and fluvoxamine: drug monitoring, safety and tolerability data. J Clin Psychiatry 57:257-264
Szymanski S, Lieberman JA, Picou D, Masiar S, Cooper T (1991) A case report of cimetidine-induced clozapine toxicity. J Clin Psychiatry 52:21-22
Taylor C (1995) Selective serotonin reuptake inhibitors and tricyclic antidepressants in combination, interactions and therapeutic uses. Br J Psychiatry 167:575-580
Tecott LH, Sun LM, Akana SF et al. (1995) Eating disorder and epilepsy in mice lacking 5-HT2C serotonin receptors. Nature 374:542-546
Tiihonen J, Vartiainen H, Hakola P (1995) Carbamazepine-induced changes in plasma levels of neuroleptics. Pharmacopsychiatry 28:26-28
Tyson SC, Devane CL, Risch SC (1995) Pharmacokinetic interaction between risperidone and clozapine. Am J Psychiatry 152:1401-1402
Valevski A, Modai I, Lahav M, Weizman A (1993) Clozapine-lithium combined treatment and agranulocytosis. Int Clin Psychopharmacol 8:63-65
van Harten J (1993) Clinical pharmacokinetics of selective serotonin reuptake inhibitors. Clin Pharmacokinet 24:203-220
Weigmann H, Hiemke C (1992) Determination of clozapine and its major metabolites in human serum using automated solid-phase extraction and subsequent isocratic high-performance liquid chromatography with ultraviolet detection. J Chromatogr 583:209-216

Die Verordnung von Clozapin
Eine pharmako-epidemiologische Untersuchung

R. STEINBERG, M. BÄR-DEGITZ, C. SCHMOOK und C. SCHNEIDER

Einleitung

Untersuchungen von Pharmaka unter epidemiologischen Gesichtspunkten sind eher selten. Sie bieten sich an, wenn sich Indikationen ändern oder bei häufig eingesetzten Substanzen Probleme größeren Ausmaßes auftreten, in erster Linie unerwünschte Arzneimittelwirkungen (UAW). Epidemiologische Studien zum Verordnungsverhalten von Ärzten gewinnen in der Medizin nur zögernd an Bedeutung, obwohl wichtige Informationen über Medikamente unabhängig von spezifischen Institutionen oder einzelnen im Gesundheitssystem Tätigen erhalten werden können (Alloza u. Alva 1985). Bei Neuroleptika wurde das Einnahmeverhalten (Hare u. Willcox 1967; van Putten 1974) und die Compliance der Patienten untersucht (Linden 1981, 1987; Conrad 1985; Günther u. Meise 1990). Das Verordnungsverhalten der Ärzte wird jedoch fast ausschließlich durch Umsatzermittlungen oder Erfassung der Verordnungen bei den Kassenärztlichen Vereinigungen beschrieben (Schwabe 1983; Müller-Oerlinghausen u. Schmidt 1987; Raschetti et al. 1993; Schwabe u. Paffrath 1994). Lediglich Meise et al. (1993, 1994) haben die Verordnungen von Nervenärzten bei der Rezidivprophylaxe schizophrener Psychosen untersucht, Saletu (1976) das Verordnungsverhalten von Nervenärzten bei Clozapin.

Clozapin nimmt unter den Neuroleptika, auch den atypischen Neuroleptika eine besondere Stellung ein. Es ist trotz Bewerbungsverbots und restriktiver Verordnungsbedingungen das am häufigsten eingesetzte atypische Neuroleptikum. Es erreicht in vielen psychiatrischen Institutionen dieselbe Abgabehäufigkeit wie die klassischen Neuroleptika Perazin und Haloperidol (Kropf 1996), andererseits wird es wegen der potentiell blutschädigenden Wirkung, der daher aufwendigen Anwendungsmodalitäten und der damit einhergehenden Kosten von nicht wenigen Ärzten abgelehnt (Lehmann 1983; Zehentbauer 1993).

Mit der vorliegenden Untersuchung wurde versucht, die Spezifika der Verordnung von Clozapin in einer repräsentativen Stichprobe psychiatrisch tätiger Ärzte zu beschreiben. Schwerpunkt war das Herausarbeiten von Meinungen und Verordnungsverhalten der Ärzte und derjenigen Faktoren, die das Verordnungsverhalten beeinflussen. Auch sollte mehr Klarheit entstehen, wie Clozapin von den verordnenden Ärzten beurteilt und welcher Stellenwert ihm zugewiesen wird.

Methode

Als Untersuchungsinstrument wurde ein Fragebogen zum Verordnungsverhalten bei Clozapin entwickelt und damit die Zielgruppe aller psychiatrisch tätigen Ärzte im Bereich der Kassenärztlichen Vereinigung Pfalz (KV Pfalz) befragt. Einbezogen wurden Nervenärzte, Psychiater, Neurologen, Psychotherapeuten, Kinder- und Jugendpsychiater sowie die in diesen Fächern als Assistenten angestellten Kollegen. Neben den niedergelassenen Ärzten wurden alle relevanten psychiatrischen Institutionen der Region in die Untersuchung einbezogen, so die Kliniken in Klingenmünster, die Psychiatrische Abteilung des Städtischen Krankenhauses Frankenthal, die Klinik Gleisweiler, die Neurologische Abteilung des Städtischen Krankenhauses Ludwigshafen, die Psychosomatische Abteilung des Städtischen Krankenhauses Kaiserslautern, das Therapiezentrum Ludwigsmühle in Lustadt, die Gesundheitsämter und der Medizinische Dienst der Krankenkassen der Region. Die Befragung wurde von Dezember 1993 bis Februar 1994 durchgeführt. Teilnahme und Auswertung erfolgten anonym.

Ergebnisse

Von 243 Fragebögen wurden 131 an klinisch tätige (53,9%), 96 (39,5%) an niedergelassene Ärzte verteilt, 16 Fragebögen (6,6%) gingen an Ärzte sonstiger Einrichtungen (Gesundheitsämter, Medizinischer Dienst der Krankenkassen). Insgesamt wurden 129 Fragebögen beantwortet, was einer Rücklaufquote von 53,1% entspricht. 11 Fragebögen (4,5%) waren aus verschiedenen Gründen nicht auswertbar. In die Auswertung gingen 118 Fragebögen (49%) ein.

Die Darstellung der Ergebnisse wird unter Verwendung des originalen Fragebogens vorgenommen, im Text die Fragebogennumerierung angegeben. Die sicherlich vorhandene Redundanz wird allerdings aufgewogen durch die bessere Anschaulichkeit und damit bessere Interpretierbarkeit der Meinungen. Auch ermöglicht diese Darstellung die Verwendung zur eigenen Urteilsbildung und den besseren Vergleich mit anderen Untersuchungen. Neben der prozentualen Angabe der Antworthäufigkeiten werden Mittelwerte und Standardabweichungen der Bewertungsstufen angeführt, wobei durchgehend links die positivste Stufe mit 6 Punkten, rechts die negativste mit 1 Punkt gewichtet wurde. Die statistische Auswertung der Daten unter Einschluß von Korrelationsberechnungen wird im Text angegeben (für nähere Details s. Bär-Degitz 1996).

1. Persönliche Daten

Die befragten Ärzte waren im Mittel 40,6 Jahre (27–70) alt, der Median war bei 39 Jahren. Die Klinikärzte waren mit 38,7 (SD=7,2) naturgemäß etwas jünger als die Niedergelassenen mit 43,6 (7), die größte Häufung ergab sich in der Altersgruppe zwischen 35 und 40 Jahren. Erwartungsgemäß sind Ärzte mit der Zusatzbezeichnung Psychotherapie oder Psychoanalyse älter (r=0,22*), das Anstreben dieser Qualifikation ist umgekehrt altersabhängig (r=-0,42***). Jüngere Ärzte arbeiten eher in Kliniken, die älteren in Praxen (r=-0,32*** bzw. r=0,40***).

Es lagen Fragebögen von 73 Männern (62%) und 45 Frauen (38%) vor. Bei den Klinikern entspricht die Geschlechterverteilung der Relation, wie sie in der Pfalzklinik Landeck und im Pfalzinstitut gegeben ist [45 Ärzte (54%), 38 Ärztinnen (46%)]. Die durchschnittliche Dauer der ärztlichen Tätigkeit lag bei 12 (1-33) Jahren. Die durchschnittliche Dauer der Tätigkeit in Psychiatrie, Neurologie und Nervenheilkunde lag bei 9 Jahren, im Fachgebiet Kinder- und Jugendpsychiatrie bei 6 Jahren.

76 Ärzte (64%) hatten eine abgeschlossene Facharztweiterbildung, 6 Ärzte (5%) waren Kinder- und Jugendpsychiater. 35 Teilnehmer (30%) führen die Zusatzbezeichnung Psychotherapie oder Psychoanalyse, 54 (46%) streben sie an. 75 der befragten Ärzte (64%) waren im Klinikbereich tätig, 48 (41%) in der Praxis. Eine Tätigkeit im öffentlichen Gesundheitswesen wurde von 17 Ärzten, eine Heimarzttätigkeit von 13 bejaht.

2. Fragen zu Clozapin

(2.1.) Der überwiegende Teil der Befragten schätzte sich bei der Verordnung von Clozapin als gut oder sehr gut erfahren ein. Diese Angaben korrelieren positiv (r=0,22*) mit dem Lebensalter und mit dem Abschluß einer Facharztweiterbildung (r=0,33***). Der eigene Informationsstand *(2.2.)* wurde von den befragten Ärzten überwiegend als gut angegeben. Zwischen beiden Fragen besteht ein hoch signifikanter Zusammenhang (r=0,58***). Von herausragender Bedeutung für die Verordnung von Clozapin *(2.3.)* ist das Wissen, daß neuroleptika-typische Nebenwirkungen weniger auftreten. Daß für die Anwendung strenge Indikationskriterien vorgeschrieben sind, bestimmt die Verordnung in hohem Maße. Sehr deutlich wird auch gesehen, daß der Einsatz von Clozapin eine hohe Compliance der Patienten voraussetzt. Das gleiche gilt für den Umstand, daß Clozapin nicht als Medikament der ersten Wahl eingesetzt werden darf. Dagegen wird dem Hauptrisiko der Blutbildveränderungen in sehr unterschiedlichem Maße Rechnung getragen. Für mehr als ein Viertel der Befragten scheint dies weniger relevant zu sein, nur für 21% ist es von größerer Bedeutung. Daß Clozapin nicht als Depotpräparat zur Verfügung steht, wird sehr unterschiedlich bewertet (mittlere Beurteilung, große Standardabweichung). Auch die Umständlichkeit des Verordnungsmodus wird sehr gegensätzlich beurteilt (bimodale Verteilung). Zwei Drittel messen diesem Umstand allerdings eine wesentliche Bedeutung zu. Bei der Frage, inwieweit die langfristige Behandlung häufig ungesichert ist, da einzelne Nervenärzte die Verordnung von Clozapin strikt ablehnen,

wird die ganze Bandbreite der Antwortmöglichkeiten ausgenutzt. Offensichtlich bestehen hier sehr divergente Meinungen. Bezüglich der Kosten und des Zeitaufwandes ergeben sich ebenfalls erhebliche Streuungen, wobei diesen Faktoren offensichtlich eine geringere Bedeutung zukommt.

Das Wissen, daß für die Verordnung strenge Indikationskriterien bindend sind, korreliert hoch mit dem Bewußtsein, daß Clozapin nicht als Medikament der ersten Wahl eingesetzt werden darf (r=0,49***), daß der Verordnungsmodus sehr viel umständlicher ist als für andere Neuroleptika (r=0,32***), daß Clozapin ein hohes Nebenwirkungsrisiko hat (r=0,28**) und sein Einsatz höhere Kosten verursacht als der anderer Neuroleptika (r=0,26**). Daß die Verordnung von Clozapin eine hohe Compliance der Patienten voraussetzt, korreliert mit dem Gesichtspunkt, daß kein Depotpräparat von Clozapin zur Verfügung steht (r=0,33***), die notwendigen Kontrolluntersuchungen sehr zeit- und kostenintensiv sind (r=0,36***) und eine langfristige Behandlung häufig ungesichert ist (r=0,39***).

Hinsichtlich Kosten, Zeitaufwand und Umständlichkeit des Verordnungsmodus bestehen ebenfalls Zusammenhänge. Besonders eng sind diese zwischen zeit- und kostenintensiven Kontrolluntersuchungen und der Umständlichkeit des Verordnungsmodus (r=0,46***), höheren Einsatzkosten (r=0,46***) und der Unsicherheit langfristiger Behandlungen mit Clozapin (r=0,41***). Die erforderliche hohe Compliance hat für ältere Ärzte eine deutlich größere Bedeutung als für junge Ärzte (p<0,01).

Bezüglich der Kosten ergeben sich einige Zusammenhänge: Mit längerer ärztlicher Tätigkeit und abgeschlossener Facharztweiterbildung (p<0,05) sowie für praktisch tätige Ärzte ist dieser Aspekt eher von Bedeutung als für Kliniker und Ärzte für Kinder- und Jugendpsychiatrie (p<0,05).

Mit der Betonung schwerwiegender Komplikationen bei einer Clozapintherapie ergeben sich verschiedene Zusammenhänge. Wenn es für den Befragten von höherer Bedeutung ist, daß Clozapin nicht als Depotpräparat zur Verfügung steht (r=0,21*), daß die Verordnung von Clozapin eine hohe Compliance voraussetzt (r=0,20*), die Kontrollen zeit- und kostenintensiv sind (p<0,05) und die langfristige Behandlung häufig ungesichert ist (r=0,32***), werden schwerwiegende Komplikationen auch häufiger angegeben.

(2.4) Es wird nur von sehr wenigen bezweifelt, daß zu Clozapin keine ausreichenden Alternativen zur Verfügung stehen. Diese Einschätzung korreliert mit dem Lebensalter der befragten Ärzte (r=0,21*) und daher auch mit dem Abschluß einer Facharztweiterbildung (r=0,27**). 75% der Befragten sehen Clozapin gegenüber anderen Neuroleptika als überlegen an. 36% der Befragten geben eine leichte, 33% eine überwiegende und 6% eine ganz eindeutige Überlegenheit von Clozapin gegenüber anderen Neuroleptika an. Heterogen wird dagegen die Frage nach der ultima ratio beantwortet, wobei dies von Praktikern eher als von klinisch tätigen Ärzten angegeben wird (p<0,05). Die Reglementierung der Verordnungspraxis und damit verbundene juristische Komplikationen scheinen von geringerer Bedeutung zu sein.

(2.5) Ganz eindeutig dominiert der Einsatz von Clozapin bei schizophrenen Psychosen. Bei schizoaffektiven Psychosen ergibt sich eine geringere Präferenz. Bei dieser Diagnose wird Clozapin von Klinikern eher in Betracht gezogen ($p<0,05$) als von Praktikern. Die Bereitschaft, Clozapin bei schizoaffektiven Psychosen einzusetzen, korreliert in sehr hohem Maße ($r=0,55$***) mit der bei schizophrenen Psychosen. Bei den restlichen genannten Diagnosen wird Clozapin in geringem Umfang eingesetzt. Bei exogenen Psychosen, insbesondere den L-Dopa-Psychosen bei Parkinson-Patienten, scheint es zwei Lager zu geben. Nur ein Drittel der Befragten neigt zum Einsatz von Clozapin. Es ergibt sich des weiteren ein Hinweis, daß Kliniker Clozapin auch bei Manien einsetzen ($p<0,05$).

Da die Indikationskriterien den Einsatz von Clozapin bei Nichtpsychotikern ausschließen, stellt die Frage nach dem Einsatz von Clozapin bei Angst-Panik-Erkrankungen strenggenommen eine Kontrollfrage dar. Wenngleich niemand sich eindeutig für den Einsatz bei dieser Diagnose ausspricht und die Mehrzahl diesen eindeutig ablehnt (63%), scheinen einige Ärzte dies zumindest zu erwägen. Weitere Störungen, bei denen der Einsatz von Clozapin beschrieben wurde, lauten: Therapieresistente Schlafstörungen bei psychischen Erkrankungen, wie z.B. bei Borderline-Syndrom, schizophrene Residualzustände, schwere Erregungszustände bei Demenz bzw. hirnorganischem Psychosyndrom, wenn die üblichen Strategien versagen, Verhaltensstörungen bei dementen Patienten, therapieresistenter schwerer Tremor, therapierefraktäre fokale Dystonien, bei Gilles de la Tourette-Syndrom und Chorea Huntington.

(2.6) Erwartungsgemäß gaben die befragten Ärzte als Grund für die Umstellung auf Clozapin eindeutig an ($M=5,2$), daß die Therapie mit typischen Neuroleptika zuvor ineffizient gewesen war. Nur für 4% trifft dieses Argument auf keinen Fall zu. Dabei wird die Interpretation der Negativ-Antworten dadurch erschwert, daß der generelle Verzicht auf den Einsatz von Clozapin kovariiert mit den Antworten auf die Frage nach den Gründen der Umstellung. Mit deutlichem Abstand stellen die anderen Argumente weniger wichtige Indikationskriterien für den Einsatz von Clozapin dar und werden auch unterschiedlich gewichtet. Das Auftreten von Frühdyskinesien oder eines Parkinsonoids unter typischen Neuroleptika wird als zweitwichtigstes Kriterium angeführt. Für Kliniker ist das Parkinsonoid eher ein Umstellungsgrund ($p=0,001$) als für Praktiker. Dem Auftreten von Akathisie und Spätdyskinesien sowie einem in der Anamnese bekannten malignen neuroleptischen Syndrom kommen dagegen nur eine mittlere Bedeutung zu, wobei die Ansichten über alle Antwortmöglichkeiten streuen. Sehr weit reichen die Meinungen auseinander bezüglich der Frage, ob man Clozapin zur Vermeidung von Spätdyskinesien einsetzen sollte. Auch das Argument einer drohenden Chronifizierung wird sehr widersprüchlich beurteilt, aber ebenso wie das Auftreten einer katatonen Symptomatik eher als nichtzutreffend eingestuft.

Insgesamt interkorrelieren die genannten Umstellungsgründe positiv miteinander, wobei besonders deutliche Zusammanhänge zwischen dem Auftreten eines Parkinsonoids und dem einer Akathisie (r=0,66***) oder von Frühdyskinesien (r=0,58***) sowie zwischen einer Umstellung bei drohender Chronifizierung und dem Sichabzeichnen einer katatonen Symptomatik (r=0,58***) bestehen. Die Umstellung nach erfolgloser Therapie mit typischen Neuroleptika ist weitestgehend gleichzusetzen mit der Bereitschaft, Clozapin überhaupt einzusetzen. Beim Auftreten von Spätdyskinesien neigen psychotherapeutisch tätige Kollegen in der Tendenz eher zum Umstellen auf Clozapin (p<0,05). Ein positiver Zusammenhang findet sich außerdem zur Beobachtung schwerwiegender Komplikationen unter Clozapintherapie (p=0,01). Die Vermeidung von Spätdyskinesien dagegen stellt für Kinder- und Jugendpsychiater bzw. für Ärzte, die auch mit Kindern und jugendlichen Patienten arbeiten, ein relevantes Argument dar (p<0,01). Drohende Chronifizierung kovariiert mit der Dauer der ärztlichen Tätigkeit (r=0,19*), und stellt bei der Arbeit mit Kindern und Jugendlichen eher ein Umstellungskriterium dar (p=0,01) als bei der Behandlung von Erwachsenen (p<0,01).

(2.7) Bei den Kardinalsymptomen der Schizophrenie wird praktisch von keinem der befragten Ärzte bezweifelt, daß Clozapin positive Wirkungen hat. Denkstörungen, Wahn und akustische Halluzinationen werden als besonders gut beeinflußbar angesehen, während katatone Symptome, Depersonalisation und Minussymptomatik in etwas geringerem Maße als gut angehbar gelten. Bei den akzessorischen Symptomen bessert Clozapin Agitiertheit und Erregung sowie psychotisch bedingte Schlafstörungen. Die Fragen nach Libidoverlust und Kloßgefühl wurden zur Kontrolle der Antworthaltung und der Beantwortungssorgfalt eingefügt. Niemand beschrieb eine sehr gute Wirkung, die Mittelwerte lagen mit 2,2 und 2,4 sehr niedrig. Allerdings zeigt sich bei einem Teil der Befragten eine Unsicherheit bezüglich der möglichen Wirkung. Jeweils 11% hielten eine Wirkung nicht für ausgeschlossen, wobei Fachärzte Clozapin eher keine positiven Wirkungen zuschrieben (p<0,01). Auch bei manischer Symptomatik und fremdaggressivem Verhalten wird Clozapin eine Wirkung zugeschrieben. Bei autoaggressivem Verhalten und Angststörungen liegen die Antworten in der Mitte bei großer Streuung, was die Antwortunsicherheit widerspiegelt. Bezüglich depressiv-suizidaler Symptomatik wird dagegen wenig Hoffnung in die Wirkung von Clozapin gesetzt. In der offenen Antwortkategorie wurden Clozapin weitere gute Wirkungen bei Parathymie und Dysthymie sowie bei Verhaltensstörungen dementer Patienten zuerkannt.

Von Klinikärzten wird der Einsatz von Clozapin bei Minussymptomatik als effektiver angesehen als von Niedergelassenen (p<0,01). Bei aggressivem Verhalten wird vor allem von älteren und länger ärztlich tätigen Kollegen (p<0,01) Clozapin als gut wirksam beurteilt. Offensichtlich spielt hier wie auch bei den oben angeführten Unterschieden die Berufserfahrung für den Einsatz von Clozapin eine wesentliche Rolle, denn bei den jüngeren Kollegen, die den Erwerb der Zusatzbezeichnung Psychotherapie oder Psychoanalyse erst anstreben, zeigt sich ein umgekehrter Trend.

(2.8) Die Einnahme von Clozapin setzt eine positive Compliance der Patienten voraus. Angesichts der besonderen Stellung dieses Medikaments zielte die Frage darauf ab, unter welchen Einschränkungen der Compliance dieses Medikament trotzdem verordnet wird. Clozapin wird bei mangelhafter Compliance offensichtlich dann verwendet, wenn eine Besserung der Einnahmesicherheit in Zukunft erwartet wird. Nur 14% würden in keinem Falle dieses Präparat einsetzen. Unzureichende Krankheitseinsicht schränkt deutlicher ein, da Fachärzte (p<0,05) und Ärzte, die mit erwachsenen Patienten arbeiten (p<0,05), Clozapin dann deutlich zurückhaltender verwenden. Bei den übrigen drei Fragen neigen die Ärzte eher zum Verzicht auf den Einsatz, allerdings würden 22% Clozapin auch dann einsetzen, wenn diese Therapie vom Patienten zunächst abgelehnt würde. Selbst für den Fall, daß bezüglich der Fortführung der Clozapintherapie Zweifel an der Compliance bestehen, würde mehr als die Hälfte (58%) den Einsatz in Erwägung ziehen. Nur 11% aber würden Clozapin auch dann einsetzen, wenn sich tatsächlich Zweifel an einer regelmäßigen Medikamenteneinnahme ergeben.

Innerhalb der erfragten Compliancebedingungen korrelieren die einzelnen Items alle hoch (r=0,36***-0,70***). Besonders deutliche Unterschiede ergeben sich allerdings in der Berücksichtigung der Compliance zwischen Klinikern und Praktikern. Bei unzureichender Compliance setzen Kliniker signifikant häufiger Clozapin ein (p<0,01-p<0,001) als Praktiker. Allerdings ist dieser Befund mit dem Alter und dem Facharztstatus konfundiert, da die Klinikärzte jünger sind als die Niedergelassenen . Von den Ärzten, die Clozapin auch bei Zweifel an einer regelmäßigen Medikamenteneinnahme und bei Krankheitsuneinsichtigkeit verordnen, werden in der Tendenz häufiger schwerwiegende Komplikationen beobachtet als von denen, die Clozapin dann nicht einsetzen (p<0,05-p=0,01), worin wiederum der generelle Unterschied zwischen Klinik und Praxis zum Ausdruck kommt.

(2.9) Clozapin wird wesentlich häufiger in der Langzeittherapie eingesetzt. Zwischen dem Einsatz in der Akuttherapie und in der Langzeittherapie besteht allerdings ein positiver Zusammenhang (r=0,36***). In der Akuttherapie verordnen vor allem Kliniker (p<0,001) Clozapin.

(2.10) Bei der Tagesdosis liegt der Häufigkeitsgipfel zwischen 100 mg und 200 mg. Eine große Zahl der Befragten verwendet in der Regel weder eine Hoch- noch eine Niedrigdosierung (über 600 mg /unter 50 mg), statistisch ergibt sich eine Normalverteilung der Werte. Clozapin wird allerdings von Ärzten, die Kinder und Jugendliche behandeln, am ehesten in Dosierungen zwischen 25 und 100 mg/Tag eingesetzt. Kliniker verordnen höhere Tagesdosen als Praktiker (p<0,001), was auch auf die unterschiedliche Erkrankungsschwere in beiden Bereichen zurückführbar sein dürfte. Ärzte, die Clozapin in Tagesdosen von über 100 mg einsetzen, beobachten erwartungsgemäß auch häufiger schwerwiegende Komplikationen.

(*2.11*) Behutsames Einschleichen der Clozapinmedikation wird eindeutig bevorzugt, eine rasche Dosissteigerung wird dennoch von einem relativ hohen Prozentsatz der Befragten angegeben. Diese unterschiedlichen Applikationsarten scheinen sich allerdings eher auszuschließen (r=-0,41***). Zum raschen Erreichen der erforderlichen Tagesdosis neigen eher die Fachärzte (p<0,05). Ärzte, die für eine einschleichende Dosierung sprechen, sehen die Komplikationsgefahren umfänglicher als andere (p<0,05).

(*2.12*) Clozapin wird in über 90% der Fälle oral und in fester Form verabreicht. Von einer aufgelösten Darreichungsform wird insgesamt selten oder nie Gebrauch gemacht, noch weniger von der intramuskulären Form. Als ein Nebenergebnis dieser Frage läßt sich ein genereller Unterschied zwischen Klinikern und Praktikern erkennen. Bei allen drei Darreichungsformen besteht ein positiver Zusammenhang zwischen klinischer Tätigkeit und Darreichungsform (r=0,24** bei oral fester Form; r=0,39*** bei oral flüssiger Form; r=0,26** bei i.m. Gabe). Für die Praktiker ergeben sich negative Korrelationen (r=-0,20*, r=-0,33*** und r=-0,21*). Für die orale Verabreichung von Clozapin in aufgelöster Form entscheiden sich weniger erfahrene Ärzte. Bei der Behandlung von Kindern und jugendlichen Patienten wird auf diese Darreichungsform eher verzichtet (p=0,01).

(*2.13*) Clozapin wird als Monotherapie verordnet. Kombinationen mit anderen Medikamenten sind eher selten, am ehesten wird Clozapin mit Neuroleptika kombiniert. Die immerhin in 7% anzutreffende häufige Kombination mit Antidepressiva kann nicht näher interpretiert werden, da keine Spezifizierung hinsichtlich neuerer oder klassischer Antidepressiva erfolgte. Generell ist aber das Ergebnis mit einer guten Kenntnis der Ärzteschaft bezüglich dieser durch die anticholinerge Wirkung der klassischen Antidepressiva und des Clozapins gegebenen Kombinationsgefahr gleichzusetzen. Unsicherheit bei einigen Ärzten ist aber dennoch anzunehmen, da in der offenen Antwortkategorie auf die Möglichkeit einer Kombination mit Anti-Parkinsonmitteln hingewiesen wurde. Kliniker neigen auch grundsätzlich eher als Praktiker zum Einsatz von Clozapin als Monotherapie (p<0,05) wie auch zur Kombination mit anderen Neuroleptika (p<0,001) und mit Lithium (p<0,01). Ärzte, die vorwiegend mit Kindern und Jugendlichen arbeiten, verzichten eher auf die Kombination mit Neuroleptika und Benzodiazepinen (p<0,01). Bei dieser Kombination sind Fachärzte und praktisch Tätige ebenfalls eher zurückhaltend (p<0,01).

(*2.14*) Clozapin wird überwiegend bei erwachsenen Patienten verordnet, bei jugendlichen und bei älteren Patienten über 60 Jahren in weitaus geringerem Ausmaß, bei Patienten unter 14 Jahre nur sehr selten. Kliniker neigen eher als Praktiker zum Einsatz von Clozapin auch bei älteren Patienten (p<0,01). Schwerwiegende Komplikationen beim Einsatz von Clozapin (*2.15*) werden recht selten beobachtet und betreffen hauptsächlich Blutbildveränderungen, wobei 43% der Befragten die schwerwiegendste Komplikation, die Agranulozytose, noch nie beobachtet haben. Andere Blutbildveränderungen, vermutlich Leukopenien, werden dagegen häufiger gesehen. Bei den zusätzlich beobachteten Komplikationen (offene

Antwortkategorie) wurde von den meisten Befragten eher die Häufigkeit als die Schwere in den Vordergrund gestellt. Im einzelnen wurden genannt: Rezidiv beim Absetzen bzw. Reduzieren, ausgeprägte Hypersalivation, vegetative Störungen, Schwindel, Übelkeit, EEG-Veränderungen und Fieberschub mit mehr als 40°C.
Die durchweg positiven Interkorrelationen der Antworten zu den einzelnen Komplikationen (r im Durchschnitt=0,36) spricht dafür, daß vor allem die generelle Einstellung zu Clozapin und die generelle Bereitschaft, Clozapin einzusetzen, die Bewertungen mitbestimmen. Trotz der insgesamt sehr selten beobachteten Nebenwirkungen verraten die hohen Standardabweichungen in allen Einzelfragen vom Mittel stark abweichende Meinungen. Dies ist weitgehend auf die niedergelassenen Ärzte zurückzuführen, die mehr Blutbildveränderungen ($p<0,01$), häufigere Krampfanfälle ($p<0,01$), kardiale Komplikationen ($p<0,001$), Intoxikationen ($p<0,05$) und Delirien ($p<0,001$) angaben. Ein Alters- bzw. Erfahrungszusammenhang ergab sich in der Statistik über die gesamte befragte Ärzteschaft nicht.

3. Clozapin und typische Neuroleptika

Mit diesem dritten Fragenkomplex sollte eine globale Einschätzung der Stellung von Clozapin gegenüber den typischen Neuroleptika erhalten werden. Korrelationen zu den inhaltlichen Variablen (Fragenkomplex 2) und zu soziographischen Variablen (Fragenkomplex 1) können zusätzliche Informationen erbringen.

(3.1) Zwei Drittel der befragten Ärzte schätzen die Compliance der Patienten unter Depot-Medikation etwas besser ein als unter Clozapin. Allerdings gibt die erhebliche Streuung die Uneinheitlichkeit der Meinungen wieder. Insgesamt ergeben sich keine gruppenspezifischen Unterschiede. Ärzte, die der Nichtverfügbarkeit von Clozapin als Depotpräparat eine größere Bedeutung beimessen (Frage 2.3.), bewerten die Compliance bei einer Depottherapie als günstiger ($r=0,28**$). Dies gilt auch für die Haltung, erst nach erfolgloser Therapie mit typischen Neuroleptika (Frage 2.6.) auf Clozapin umzustellen ($r=0,23*$).

(3.2) Die Compliance der Clozapin-Patienten wird allerdings von 88% der Befragten als wesentlich günstiger eingestuft als die bei typischen oralen Neuroleptika. Eine bessere Clozapin-Compliance wird von Kollegen angenommen, die Clozapin häufiger verordnen (Frage 2.1.; $p<0,001$) und ihren Informationsstand (Frage 2.2.) höher einschätzen ($p<0,001$). Wenn bei Clozapin das hohe Nebenwirkungsrisiko stark ins Gewicht fällt (Frage 2.3.), wird die Compliance als geringer angesehen ($r=-0,31***$). Dies gilt auch, wenn Clozapin sehr bewußt nicht als Medikament der ersten Wahl eingesetzt wird (Frage 2.3.; $r=-0,24**$) und bei Clozapin-Patienten eine höhere Compliance gefordert wird (Frage 2.3.; $r=-0,25**$). Ärzte, welche die Wirkung von Clozapin anderen Neuroleptika gegenüber als deutlich überlegen ansehen (Frage 2.4.), beurteilen die Compliance günstiger (r=0,26**). Dies gilt in noch höherem Maße für die Einschätzung, wenn zu Clozapin keine ausreichenden Alternativen gesehen werden (Frage 2.4.; r=0,37***). Von diesen Kollegen wird Clozapin auch nicht als ultima ratio betrachtet (Frage 2.4.; r=-0,21*), noch befürchten sie Regreßforderungen oder andere juristische Schritte (Frage 2.4.; r=-0,23*). Hinsichtlich der Symptome, bei denen Clozapin am besten wirkt (Frage 2.7.), bestehen Korrelationen zu formalen Denkstörungen (r=0,33***) und zur Minussymptomatik (r=0,27**).

(*3.3*) 88% der befragten Ärzte schätzen das Ausmaß unerwünschter Wirkungen unter Clozapin als deutlich geringer ein als unter typischen Neuroleptika. Ärzte mit größerer Erfahrung in der Verordnung von Clozapin (Frage 2.1.) berichten von weniger Nebenwirkungen (r=0,26**). Diese Ärzte setzen Clozapin auch deutlich häufiger bei schizophrenen (r=0,39***), schizoaffektiven (r=0,39***) und manischen Psychosen (r=0,26**; Frage 2.5.) ein. Wer das Nebenwirkungsrisiko von Clozapin geringer einschätzt, verordnet Clozapin auch bei weniger günstigen Compliancebedingungen (Frage 2.8.). Dies gilt besonders für den Einsatz bei unzureichender Krankheitseinsicht (r=0,35***). Von diesen Ärzten wird Clozapin auch in der Akut- (r=0,33***) und der Langzeittherapie (r=0,37***) eher eingesetzt (Frage 2.9.). Die Annahme eines hohen Ausmaßes unerwünschter Wirkungen bei Clozapin korreliert bei den verschiedenen schwerwiegenden Komplikationen (Frage 2.15.) einzig mit der häufigeren Beobachtung von Agranulozytosen (r=0,33***).

(*3.4.*) Im Vergleich mit typischen Neuroleptika wird die Therapieeffizienz von Clozapin von einem Drittel der Befragten wesentlich höher eingeschätzt, etwa die Hälfte (46%) sehen immerhin eine leichte Überlegenheit. Kinder- und jugendpsychiatrisch tätige Ärzte sehen generell eine höhere Effizienz von Clozapin (p<0,01) und setzen es bei Kindern bis 14 Jahren (r=0,20*) und Jugendlichen bis 20 Jahren (r=0,25**) eher ein. Die Beobachtung schwerwiegender Komplikationen (Frage 2.15.) spielt für die Effizienzbeurteilung keine Rolle. Die Annahme von häufigen Suizidversuchen mit Clozapin bestimmt allerdings eine eher negative Einschätzung (r=0,23*).

(*3.5.*) Bei der abschließenden Frage nach der Gesamtbewertung von Clozapin kommt es zu einem eindeutigen Votum für dieses Präparat. Mehr als 90% der befragten Ärzte geben eine positive Einstellung an. 59% halten Clozapin in der Psychiatrie eindeutig für unverzichtbar. Interkorrelationsrechnungen zwischen den globalen Einschätzungen (Fragen 3.1. bis 3.5.) zeigen, daß die Haltung zu Clozapin wesentlich durch die gute Clozapin-Compliance gegenüber oralen Neuroleptika (r=0,41***) bestimmt wird. Der Therapieeffizienz kommt eine etwas geringere Bedeutung (r=0,26**) zu. Unerwünschte Wirkungen nehmen einen mittleren Platz ein (r=0,34***). In der Gesamtbewertung von Clozapin unterscheiden sich die Ärzte nicht hinsichtlich soziographischer Daten, dagegen spielt die Erfahrung mit Clozapin (Frage 2.1.) eine wesentliche Rolle (r=0,40***).

Diskussion

Die Untersuchung wurde in einer definierten Region und einem definierten Fachgebiet durchgeführt, alle psychiatrisch tätigen Ärzte im Einzugsbereich der KV Pfalz wurden in die Untersuchung einbezogen. Es war zu erwarten, daß in dieser Region Clozapin relativ häufig verordnet wird, da in der zentralen psychiatrischen Versorgungseinheit Pfalzklinik Landeck Clozapin häufig verordnet wird. Da in Deutschland eine vehemente Ablehnung von Clozapin nirgendwo mehr zu sehen ist, kann man die Ergebnisse dieser Studie als repräsentativ betrachten. Die Erhebung der Daten wurde auf die Berufsgruppen im psychiatrischen Bereich beschränkt, da die Indikationsstellung für eine Behandlung mit Clozapin durch Psychiater, Neurologen, Nervenärzte oder Kinder- und Jugendpsychiater und ihre Assistenten erfolgen, obwohl etwa drei Viertel der beim Hersteller registrierten Verordner anderen medizinischen Fachgruppen angehören (Wahlländer 1994).

Im Vergleich zu ähnlich konzipierten Studien ergibt sich eine hohe Rücklaufquote von 53,1% (47% bei Saletu 1976; 48% bei Hennicke 1985; 39,4% bei Clary et al. 1990; 46,5% bei Meise et al. 1993; 30% bei Heresco-Levy 1993). Die Thematik hatte für die befragten Ärzte offensichtlich einen hohen Stellenwert. Für die Aktualität der Fragen spricht, daß die Bandbreite der Antwortkategorien ausgeschöpft und auch divergente Meinungen dargestellt wurden. In der Regel erfolgte die Beantwortung präzise und sorgfältig, bei den verwertbaren Fragebögen lag die Anzahl unvollständiger Antworten unter 3%. Die antwortenden Ärzte lassen sich aufgrund der Anonymität der Befragung lediglich hinsichtlich des Geschlechts und ihrer beruflichen Tätigkeit identifizieren. Von 243 verschickten Fragebögen gingen 96 an niedergelassene Ärzte (39,5%). Bei den Antworten ergab sich eine identische Relation, 48 Ärzte (40,8%) gaben eine Praxistätigkeit an. 146 männliche und 97 weibliche Ärzte (60%/40%) sind im Bereich der KV Pfalz psychiatrisch tätig. Es haben 73 Männer und 45 Frauen (62%/38%) geantwortet.

Die Hauptergebnisse der vorliegenden Untersuchung entsprechen in den Kernpunkten der Bewertung in der Literatur der letzten Jahre (Naber u. Müller-Spahn 1992, 1994). Es zeigt sich ein hoher Erfahrungs- und Informationsgrad über die Probleme des Einsatzes von Clozapin. Daß zu Clozapin keine ausreichenden Alternativen zur Verfügung stehen, auch nicht unter den anderen atypischen Neuroleptika, wird von der Mehrzahl der befragten Ärzte (87%) angenommen. Dies entspricht der Meinung unter Experten (Stille u. Fischer-Cornelssen 1988; Safferman et al. 1991; Klages et al. 1993; Klieser et al. 1994). Diese Auffassung ist im wesentlichen auf das Fehlen parkinsonistischer Nebenwirkungen unter Clozapin zurückzuführen und entpricht der generellen Einschätzung führender Autoren, die vor allem deswegen Clozapin für unverzichtbar erklären (Hippius 1989; Meltzer et al. 1989b; Naber u. Hippius 1990; Althoff u. Freisleder 1992). Überraschend wird eine deutliche Überlegenheit gegenüber anderen Neuroleptika in der antipsychotischen Wirkung von 39% der Befragten, eine geringere Überlegenheit von weiteren 36% gesehen. Die Indikationskriterien sind den Befragten weitestgehend bekannt, ebenso der Umstand, daß Clozapin nicht als Mittel erster Wahl eingesetzt werden soll. Es hat allerdings den Anschein, daß Clozapin gerade wegen des Fehlens extrapyramidaler Symptome dennoch in höherem Maße als durch die Indikationskriterien vorgesehen eingesetzt wird.

Die mit Clozapin verbundenen höheren Kosten scheinen nur für niedergelassene Ärzte von Bedeutung zu sein. Eine abschließende Beurteilung der Rolle der Kosten muß jedoch offenbleiben, da der Fragebogen eine Aufschlüsselung nicht enthielt. Zum Zeitpunkt der Untersuchung waren die Auswirkungen des Gesundheitsstrukturgesetzes nicht erkennbar, so daß dem Kostenfaktor vermutlich auch im klinischen Bereich in der Zukunft ein größeres Gewicht zugemessen werden muß. In den USA haben die Kosten einer Clozapinbehandlung seit der Wiederzulassung im Jahre 1990 eine höhere Relevanz. Es werden Anstrengungen unternommen, den Einsatz von Clozapin trotz der hohen Kosten sicherzustellen (Reid et al. 1993).

Langzeitbehandlungen mit Clozapin werden divergent beurteilt, einzelne niedergelassene Nervenärzte lehnen eine Therapie mit Clozapin sogar grundsätzlich ab. Daß Clozapin bei der Mehrzahl der Nervenärzte auch in der Langzeittherapie schizophrener Psychosen einen hohen Stellenwert hat, bestätigt auch eine Untersuchung von Meise et al. (1993). Für die Langzeitbehandlung spielt die Relation der Effizienz zur Praktikabilität eine Rolle, wobei die Effizienz wesentlich bestimmt wird durch die Überlegenheit in der Wirksamkeit gegenüber typischen Neuroleptika und die Praktikabilität hinsichtlich der Kontrollierbarkeit des Einsatzes. Depotpräparate haben hier entscheidende Vorteile. Generell wird von den befragten Ärzten als bedeutsam eingeschätzt, daß Clozapin eine hohe Compliance der Patienten voraussetzt. Kliniker tolerieren eher unzureichende Compliancebedingungen. Daß Clozapin nicht als Depotpräparat zur Verfügung gestellt werden kann, wird von der Mehrzahl der Ärzte als bedeutend angesehen.

Bei der stationären Akutbehandlung dagegen geht es im wesentlichen um die Relation der Effizienz zu den Nebenwirkungen. Der Einsatz typischer Neuroleptika wird durch parkinsonistische Nebenwirkung limitiert, gerade auch im Hinblick auf die spätere Compliance. Die UAW von Clozapin dagegen sind gut kontrollierbar, die Effizienz ist gut und wird sogar höher als bei typischen Neuroleptika angenommen. Kostenaspekte und aktuelle Compliancebedingungen sind weniger wichtig als im ambulanten Bereich. Generell verschiebt sich das Gewicht zu Clozapin, wenn Depot-Neuroleptika von vornherein nicht als Therapieform in Frage kommen.

Entsprechend der Zulassungsbedingungen werden fast ausschließlich schizophrene oder schizomanische Psychosen mit Clozapin behandelt. Der Einsatz bei schizoaffektiven Psychosen, aber auch bei affektiven Erkrankungen wird in der Literatur aber gerade bei therapieresistenten Verläufen und intolerablen Nebenwirkungen empfohlen (McElroy et al. 1991; Suppes et al. 1992). Die Gründe für eine Anwendung auch bei anderen Störungen sind vielschichtig. Die klinische Wirkung von Clozapin bei bestimmten nichtschizophrenen, auch exogenen Psychosen ist ausreichend belegt, so bei Patienten mit Morbus Parkinson, die unter L-Dopa-Therapie eine exogene Psychose entwickeln. Bereits 1976 bezeichneten Birkmayer u. Riederer diese Patienten als eine Zielgruppe für Clozapin. Diese Auffassung wird unter den Nervenärzten gerade von überwiegend neurologisch tätigen Ärzten geteilt (Scholz u. Dichgans 1985; Roberts et al. 1989; Friedman u. Lannon 1989; Wolters et al. 1990; Trenkwalder et al. 1992; Ulm 1995). Die Meinung der in der vorliegenden Studie befragten Ärzte ist geteilt, nur ein Drittel neigt zum Einsatz von Clozapin bei diesen Diagnosen. Möglicherweise stellt sich diese Problematik den meisten der befragten Ärzte nur selten.

Extrapyramidale Nebenwirkungen spielen die zweitwichtigste Rolle beim Einsatz von Clozapin. Dabei steht das Auftreten von Frühdyskinesien oder eines Parkinsonoids vor dem Auftreten von Spätdyskinesien oder Akathisie; hochpositive Interkorrelationen zwischen diesen Items legen nahe, daß sie als Einheit angesehen werden. In neueren Zusammenfassungen der Ergebnisse klinischer Studien zu Clozapin wird deutlich, daß es praktisch keine extrapyramidalen Nebenwirkungen gibt (Gerlach 1991; Safferman et al. 1991; Meltzer 1993; Naber u. Müller-Spahn 1992, 1994; Naber u. Hippius 1994). Zwei amerikanische Studien (Claghorn et al. 1987; Cohen et al. 1991) geben Akathisien ähnlich häufig wie unter typischen Neuroleptika an. Diese Befunde stimmen mit den europäischen Erfahrungen nicht überein. Bei kritischer Bewertung der extrapyramidalen Symptomatik in besagten Studien ergibt sich der Eindruck, daß Agitation und Spätfolgen früherer Therapien mit typischen Neuroleptika als Akathisie gewertet wurden (Safferman et al. 1993; Friedman 1993). Katatone Symptome wurden am wenigsten als Umstellungsgrund angegeben, obwohl neuere klinische Beobachtungen den Einsatz von Clozapin auch hier nahelegen (Börner u. Bräunig 1994). Der Einsatz von Clozapin bei bekanntem malignen neuroleptischen Syndrom wird von den Befragten sehr kontrovers beurteilt. Neuere Untersuchungen legen eine Clozapin-Therapie in diesen Fällen nahe (Weller u. Kornhuber 1992, 1993).

Insgesamt gesehen entspricht die Beurteilung der Wirkung von Clozapin auf einzelne Symptome durch die befragten Ärzte den frühen Untersuchungen des Wirkprofils durch Gross und Langner (1966) und Angst et al. (1971a). Die Befragung österreichischer Nervenärzte (Saletu 1976) kam zu vergleichbaren Ergebnissen. Als besonders gut beeinflußbar werden von den hier befragten Ärzten die Kardinalsymptome der Schizophrenie angesehen. Katatone Symptome, Depersonalisation und Minussymptomatik werden allerdings als weniger gut therapierbar bezeichnet. Es fällt allerdings auf, daß Kliniker eher auch gute Wirkungen auf negative Symptome und Minussymptomatik berichten. Hinsichtlich akzessorischer Symptome wird Clozapin eine gute bis sehr gute Wirkung bei Agitiertheit/Erregung und psychotisch bedingten Schlafstörungen zugeschrieben. Weniger gut wird die Wirkung bei manischer Symptomatik, Angst und aggressivem Verhalten beurteilt. Hier waren differentielle Beurteilungen hinsichtlich Alter und Berufserfahrung der befragten Ärzte festzustellen. Vermutlich ergibt sich erst im Verlauf der Jahre psychiatrischer Tätigkeit eine dezidiertere Meinung über die Beeinflußbarkeit dieser Verhaltensweisen.

Bereits aus den ersten klinischen Prüfungen der Substanz HF 1854 resultierte die Empfehlung, Clozapin in Tagesdosen zwischen 200 und 400 mg (Gross u. Langner 1966) bzw. 150 und 400 mg (Angst et al. 1971b) einzusetzen. Die Verordnungspraxis in der vorliegenden Untersuchung spiegelt dieses Empfehlungsspektrum wider, wobei die Tendenz zu etwas geringeren Tagesdosen geht. Eine klare Priorität wird bei der Verordnung von bis zu 200 mg Clozapin pro Tag gesetzt. Hochdosierungen werden überwiegend abgelehnt, Niedrigdosierungen finden sich vorwiegend im kinder- und jugendpsychiatrischen Bereich. Daß heute vermutlich von einem vorsichtigeren Verordnungsverhalten als vor der Zulassungseinschränkung 1976 auszugehen ist, wird auch durch Umfrageergebnisse aus dem Jahre 1989 bestätigt (Meise et al. 1993). Österreichische Nervenärzte setzen demzufolge Clozapin in einer durchschnittlichen Tagesdosis von 112 mg (25-312,5 mg) in der Langzeittherapie ein. Nach Oberbauer et al. (1994) gibt es hinsichtlich der Dosierungsgewohnheiten allerdings deutliche Differenzen zwischen den europäischen Ländern mit Tagesdosen von 200-400 mg und den USA, wo Dosen zwischen 600-900 mg nicht ungewöhnlich sind. In den USA sind Tagesdosen zwischen 400 mg und 600 mg Clozapin üblich (Meltzer 1993). Differenzen der durchschnittlichen Tagesdosen bei der Behandlung erwachsener und jugendlicher Patienten finden sich in der Literatur im Gegensatz zur vorliegenden Befragung allerdings nicht. Mit durchschnittlich 350 mg werden sogar höhere Tagesdosen angegeben (Siefen u. Remschmidt 1986; Althoff u. Freisleder 1992; Freisleder u. Trott 1993).

Die überwiegende Zahl der Clozapin-Verordner spricht sich für eine Monotherapie aus. Bei Kombinationen wurden Neuroleptika vor Benzodiazepinen mit Abstand am häufigsten genannt. In der Umfrage von Saletu (1976) ergab sich ebenfalls eine Bevorzugung von Monotherapien (55%). Retrospektive Untersuchungen von Krankenakten stationär behandelter Patienten (Hoss 1992; Gaebel 1993) erwiesen den Anteil an Kombinationstherapien dagegen mehr als doppelt so hoch wie den von Monotherapien. Jugendliche Schizophrene werden zu zwei Dritteln monotherapiert (Schulz et al. 1992).

Die Problematik der Kombination von Clozapin und anderen Psychopharmaka ergibt sich im wesentlichen aus dem Umstand, daß anderen trizyklischen Substanzen (Neuroleptika und Antidepressiva) und Carbamazepin ebenfalls ein erhöhtes Risiko für die Auslösung von Agranulozytosen bzw. Blutbildschädigungen zuzuschreiben ist (Benkert u. Hippius 1992). Auch sind unter Kombination mit Benzodiazepinen bei einigen Patienten Atemstillstände und kardiovaskuläre Komplikationen beobachtet worden (Sassim u. Grohmann 1988; Friedman 1993) oder eine deutliche Verstärkung von Sedation und Hypersalivation (Cobb et al. 1991). Nach Naber (1994) ist die Kombination von Clozapin mit Benzodiazepinen zwar selten indiziert, aber insgesamt nicht mit einem erhöhten Nebenwirkungsrisiko verbunden. Die gleichzeitige Gabe von Antidepressiva hingegen erfordert aufgrund von kombinierten anticholinergen Wirkungen erhöhte Aufmerksamkeit hinsichtlich des Auftretens deliranter Zustände.

Die kumulative Inzidenz der Agranulozytosen unter Clozapin liegt bei 0,8% nach einem und bei 0,91% nach eineinhalb Behandlungsjahren (Alvir et al. 1993). Die Häufigkeit des Auftretens von Neutropenien entspricht mit 1,2% der bei den Phenothiazinen (Kerwin 1995) bzw. wird mit ca. 3% in der Fachinformation angegeben. Bei der vorliegenden Untersuchung wurde nach der Häufigkeit schwerwiegender Komplikationen aus eigener Erfahrung gefragt. Die Studienärzte sind wahrscheinlich nicht nur von den unmittelbaren persönlichen Erfahrungen im Einsatz dieses Medikaments ausgegangen. Schwerwiegende Komplikationen unter Clozapin wurden nur recht selten beobachtet. 43% der Befragten hatten eine Agranulozytose überhaupt noch nicht beobachtet oder in ihrem Umkreis davon gehört. Andere Blutbildveränderungen dagegen wurden etwas häufiger gesehen, ebenso Krampfanfälle. Delirien und Selbsttötungsversuche spielen nur eine geringe Rolle, andere schwerwiegende Komplikationen werden praktisch nicht beobachtet. Offensichtlich werden die vorgeschriebenen Kontrollen weitgehend eingehalten und damit Blutbildveränderungen eher diagnostiziert.

Die Gesamtbewertung der Wirkungen, der unerwünschten Wirkungen, der Compliance und der Verordnungsbedingungen eines Medikamentes erfolgt im Hinblick auf potentiell alternative Präparate. Die Beurteilung der Therapieeffizienz von Clozapin versus typischen Neuroleptika fällt in der vorliegenden Untersuchung recht eindeutig zugunsten von Clozapin aus, übereinstimmend mit neueren Untersuchungen, die eine Überlegenheit von Clozapin auch in der antipsychotischen Wirksamkeit gerade bei therapierefraktären Krankheitsverläufen zeigen (Safferman et al. 1991; Kuoppasalmi et al. 1993). Bei der Beurteilung der Effizienz war nicht allein die therapeutische Wirkung maßgeblich, sondern auch die geringe Rate von UAW im Vergleich zu typischen Neuroleptika. Offensichtlich fiel es den befragten Ärzten schwer, die Wirkung ohne Blick auf die Nebenwirkungen zu bewerten. Es ergibt sich ein fast eindeutiges Votum für Clozapin. Trotz aller Probleme, die mit der Verordnung verbunden sind, wird es überwiegend als unverzichtbar bezeichnet. Die positive Beurteilung beruht auf einem fundierten Kenntnisstand über den Einsatz und die Gefahren einer Behandlung mit Clozapin.

Zusammenfassung

Mit einem 34 Fragen umfassenden Erhebungsbogen wurde die Einstellung der psychiatrisch tätigen Ärzte im Bezirk Pfalz zur Therapie mit Clozapin erfragt. Von 243 verschickten anonymisierten Fragebögen wurden 129 (53,1%) beantwortet, 118 (49%) waren auswertbar. Es ergibt sich eine sehr hohe Akzeptanz und ein profunder Kenntnisstand der Ärzteschaft. Hauptindikation des Einsatzes sind schizophrene und schizoaffektive Psychosen, in der Regel nach unzureichendem Therapieerfolg mit anderen Neuroleptika oder typischen Neuroleptikanebenwirkungen. Die gute Wirksamkeit bei Symptomen ersten Ranges wird gesehen, auch eine gute Wirkung bei Schlafstörungen, Agitiertheit, Angst, Aggressivität und manischen Syndromen. Geringe Wirkungen werden bei zwanghaften und depressiv-suizidalen Syndromen erwartet. Die übliche Behandlung ist die Langzeittherapie mit 100 bis 200 mg Clozapin/die. Überwiegend wird monotherapeutisch behandelt, bei Kombinationen überwiegen Neuroleptika und Benzodiazepine. Unerwünschte Arzneimittelwirkungen werden selten berichtet, das Hauptrisiko der Blutbildveränderung ist bekannt und wird kontrolliert. Schwierigkeiten bereitet die Compliance der Patienten, das Fehlen einer Depotform wird vor allem im ambulanten Bereich bedauert, obwohl die Compliance unter Clozapin der unter anderen oralen Neuroleptika deutlich überlegen erscheint. Die höheren Behandlungskosten spielen keine bedeutende Rolle, Regressforderungen oder andere juristische Schritte werden vom Großteil der Behandelnden nicht erwartet. In der Behandlung spielt Clozapin eine bedeutende Rolle, vor allem das Fehlen typischer Neuroleptika-Nebenwirkungen wird bei guter antipsychotischer Potenz als Indikation angeführt.

Literatur

Alloza JL, Alva PK (1985) Epidemiological drug surveys in the ambulatory care environment. In: Alloza JL (ed) Clinical and social pharmacology – postmarketing period.. Verlag Editio Cantor, Aulendorf

Althoff A, Freisleder FJ (1992) Clozapin: Therapieerfahrungen bei psychotischen Jugendlichen. In: Freisleder FJ, Linder M (Hrsg) Aktuelle Entwicklungen in der Kinder-und Jugendpsychiatrie. MMV Medizin, München S 236–245

Alvir JMJ, Lieberman JA, Safferman AZ, Schwimmer JL, Schaaf JA (1993) Clozapine-induced agranulocytosis. Incidence and risk factors in the United States. N Engl J Med 329:162–167

Angst J, Bente D, Berner P et al. (1971a) Das klinische Wirkungsbild von Clozapin. Pharmakopsychiat 4:201–211

Angst J, Jaenicke U, Padrutt A, Scharfetter Ch (1971b) Ergebnisse eines Doppelblindversuches von HF 1854(8-Chlor-11-(4-methyl-l-piperazinyl)-5H-dibenzo(b,e)(1,4)-diazepin) im Vergleich zu Levomepromazin. Pharmakopsychiatry 4:192–200

Bär-Degitz M (1996) Verordnung von Clozapin – Eine pharmako-epidemiologische Studie. Diss. LMU, München

Benkert O, Hippius H (1992) Psychiatrische Pharmakotherapie. 5. Aufl. Springer, Berlin Heidelberg New York Tokyo
Birkmayer W, Riederer P (1976) Die Behandlung der Dopa-Psychosen mit Leponex. In: Berner P, Saletu B (Hrsg) Clozapin – Zweites Symposion. Wien 7. Juni 1975. Pharmazeutika Wander Biochemie GmbH, Wien
Börner I, Bräunig P (1994) Differente Therapieansätze bei katatoner Plus- und Minussymptomatik. Psycho 20:228–232
Claghorn J, Honigfeld G, Abuzzahab FS et al. (1987) The risks and benefits of clozapine versus chlorpromazine. J Clin Psychopharmacol 7:377–384
Clary D, Mandos LA, Schweizer E (1990) Results of a brief survey on the prescribing practices for monoamine oxidase inhibitor antidepressants. J Clin Psychiatry 51(6):226–231
Cobb C, Anderson Ch, Seidel D (1991) Possible interaction between clozapine and lorazepam. Am J Psychiatry 148:1606–1607
Cohen BM, Keck PE, Satlin A, Cole JO (1991) Prevalence and severity of akathisia in patients on clozapine. Biol Psychiatry 29:1215–1219
Conrad P (1985) The meaning of medications; another look of compliance. Soc Sci Med 20:180–188
Freisleder FJ, Trott GE (1993) Neuroleptikatherapie bei schizophrenen Jugendlichen. Psycho 19:225–232
Friedman JH (1993) Akathisia with clozapine. Biol Psychiatry 33:849–855
Friedman JH, Lannon MC (1989) Clozapine in the treatment of psychosis in Parkinson's desease. Neurol 39:1219–1221
Gaebel W (1993) Tardive Dyskinesien unter Neuroleptika-Behandlung. Dt Ärztebl 90:A1-1041–1046 (Heft 14)
Gerlach J (1991) New antipsychotics: Classification, efficacy and adverse effects. Schizophr Bull 17:289–311
Gross H, Langner E (1966) Das Wirkungsprofil eines chemisch-neuartigen Breitband-Neuroleptikums der Dibenzodiazepingruppe. Wien Med Wochenschr 116:814–816
Günther V, Meise U (1990) Compliance – Ein komplexes Problem. Wien Med Wochenschr 140:365–369
Hare EH, Willcox DRC (1967) Do psychiatric in-patients take their pills? Br J Psychiatry 113:1435–1439
Hennicke K (1985) "Kinderpsychiatrisches Klientel" und die Behandlung mit Psychopharmaka bei niedergelassenen Ärzten in einer ländlich-kleinstädtischen Region. Z Kinder- Jugendpsychiatr 13:342–353
Heresco-Levy U, Brom D, Greenberg D (1993) Self-reported prescribing practices for schizophrenic patients among Israeli psychiatrists. Isr J Psychiatry Relat Sci 30(3):164–174
Hippius H (1989) The history of clozapine. Psychopharmacology 99:3–5
Hoss J (1992) Nebenwirkungen von Clozapin. Inaugural-Dissertation der Medizinischen Fakultät der Universität Tübingen
Kerwin RW (1995) Clozapine: Back to the future for schizophrenia research. Lancet (comment) 345:1063
Klages U, Hippius H, Müller-Spahn F (1993) Atypische Neuroleptika, Pharmakologie und klinische Bedeutung. Fortschr Neurol-Psychiatr 61:390–398. Sonderdruck, Heft 11
Klieser E, Strauss WH, Lemmer W (1994) The tolerability and efficacy of the atypical neuroleptic remoxipride compared with clozapine and haloperidol in acute schizophrenia. Acta Psychiatr Scand 89 (Suppl 380):68–73
Kropf W, Apotheke Pfalzklinik Landeck, pers. Mitteilung
Kuoppasalmi K, Rimon R, Naukkarinen H et al. (1993) The use of clozapine in treatment-refractory schizophrenia. Schizophr Res 10:29–32

Lehmann P (1983) Ermittlung in Sachen "Leponex" (Chemischer Name für Leponex Clozapin). Irren-Offensive Heft 2:44–47
Linden M (1981) Definition of compliance. Intern J Clin Pharmacol Ther Toxico 19:86–90
Linden M (1987) Negative vs. positive Therapieerwartungen und Compliance vs. Non Compliance. Psychiat Prax 14:132–136
McElroy SL, Dessain EC, Pope HG et al. (1991) Clozapine in the treatment of psycho tic mood disorders, schizoaffective disorder, and schizophrenia. J Clin Psychiatry 52:411–414
Meise U, Kurz M, Fleischhacker WW (1993) Clozapin in der Langzeitbehandlung schi zophrener Patienten. Fortschr Neurol Psychiat 61:319–325
Meise U, Kurz M, Fleischhacker WW (1994) Antipsychotic maintenance treatment o schizophrenia patients: Is there a consensus? Schizophr Bull 20:215–225
Meltzer HY (1993) New drugs for the treatment of schizophrenia. Psychiatr Clin o North Am 16(2):365–385
Meltzer HY, Bastani B, Ramirez L, Matsubara S (1989) Clozapine: New research on ef ficacy and mechanism of action. Eur Arch Psychiatr Neurol Sci 238:332–339
Müller-Oerlinghausen B, Schmidt LG (1987) Prescription of psychotropic drugs in Germany. In: Kewitz H, Roots I, Voigt K (eds). Epidemiological concepts in clinica pharmacology. Springer, Berlin Heidelberg New York Tokyo, pp 125–136
Naber D (1994) Praktischer Umgang mit Clozapin. In: Workshop – 3. Nürnberger Le ponex-Gespräch (abstract). Wander Pharma, Nürnberg
Naber D, Hippius H (1990) The European experience with use of clozapine. Hosp Commun Psychiatry 41:886–890
Naber D, Hippius H (1994) Indikation, Wirksamkeit und Verträglichkeit von Clozapin In: Naber D, Müller-Spahn F (Hrsg) Clozapin. Pharmakologie und Klinik eines aty pischen Neuroleptikums: Neuere Aspekte der klinischen Praxis. Springer, Berlin Heidelberg New York, S 91–101
Naber D, Müller-Spahn F (Hrsg) (1992) Clozapin: Pharmakologie und Klinik eines aty pischen Neuroleptikums; eine kritische Bestandsaufnahme. Schattauer, Stuttgart
Naber D, Müller-Spahn F (Hrsg) (1994) Clozapin. Pharmakologie und Klinik eines aty pischen Neuroleptikums: Neuere Aspekte der klinischen Praxis. Springer, Berlin Heidelberg New York Tokyo
Oberbauer H, Hummer M, Fleischhacker WW (1994) Clozapin-Dosierung und Plasma spiegel. In: Naber D, Müller-Spahn F (Hrsg) Clozapin-Pharmakologie und Klinik ei nes atpyischen Neuroleptikums. Springer, Berlin Heidelberg New York Tokyo
Raschetti R, Spila Alegiani S, Diana G et al. (1993) Antipsychotic drug prescription in general practice in Italy. Acta Psychiatr Scand 87(5):317–321
Reid WH, Pham VA, Rago W (1993) Clozapine use by state programs: Public menta health systems respond to a new medication. Hosp Comm Psychiatry 44(8):739–74
Roberts HE, Dean RC, Stoudemire A (1989) Clozapine treatment of psychosis in Par kinson's disease. J Neuropsychiatry Clini Neurosci 1:190–192
Safferman A, Lieberman JA, Kane J, Szymanski S, Kinon B (1991) Update on the clini cal efficacy and side effects of clozapine. Schizophr Bull 17:247–261
Safferman AZ, Lieberman JA, Pollack S, Kane JM (1993) Akathisia and clozapine treat ment. J Clin Psychopharmacol 13/4:286–287
Saletu B (1976) Clozapin-Therapie in Österreich: Ergebnis einer Umfrage. In: Berne P, Saletu B (Hrsg) Clozapin – Zweites Symposion. Wien 7. Juni 1975. Pharmazeuti ka Wander Biochemie GmbH, Wien
Sassim N, Grohmann R (1988) Adverse drug reactions with clozapine and simulta neous application of benzodiazepines. Pharmacopsychiatry 21:306–307

Scholz E, Dichgans J (1985) Treatment of drug-induced exogenous psychosis in parkinsonism with clozapine and fluperlapine. Eur Arch Psychiatry Neurol Sci 235:60–64

Schulz E, Remschmidt H, Martin M (1992) Clozapin in der Kinder- und Jugendpsychiatrie. In: Naber B, Müller-Spahn F (Hrsg) Clozapin. Pharmakologie und Klinik eines atypischen Neuroleptikums: Neuere Aspekte der klinischen Praxis. Springer, Berlin Heidelberg New York Tokyo

Schwabe K, Paffrath D (1994) Arzneiverordnungsreport 94. Aktuelle Daten, Kosten, Trends und Kommentare. Fischer, Stuttgart Jena

Schwabe U (Hrsg) (1983) GKV-Arzneimittelindex. Bericht Nr. 2; Pharmakologisch-Therapeutische Analyse der kassenärztlichen Arzneiverordnungen in der Bundesrepublik Deutschland. Wissenschaftliches Institut der Ortskrankenkassen Bonn

Siefen G, Remschmidt H (1986) Behandlungsergebnisse mit Clozapin bei schizophrenen Jugendlichen. Z Kinder- Jugendpsychiatr 14(3):245–257

Stille G, Fischer-Cornelssen K (1988) Die Entwicklung von Clozapin (Leponex) – ein Mysterium? In: Linde OK (Hrsg) Pharmakopsychiatrie im Wandel der Zeit. Tilia Verlag Mensch und Medizin, Klingenmünster S 333–349

Suppes T, McElroy SL, Gilbert J, Dessain EC, Cole JO (1992) Clozapine in the treatment of dysphoric mania. Biol Psychiatry 32:270–280

Trenkwalder C, Arnold G, Oertel WH (1992) Clozapin (Leponex) in der Behandlung von Psychosen beim idiopathischen Parkinson-Syndrom. In: Naber D, Müller-Spahn F (Hrsg). Clozapin: Pharmakologie und Klinik eines atypischen Neuroleptikums; eine kritische Bestandsaufnahme. Schattauer Verlag Stuttgart 1992

Ulm G (1995) Diagnose und Therapie des Morbus Parkinson in der Praxis. Vortrag im Rahmen der Ärztefortbildung am 25. Januar 1995 in der Pfalzklinik Landeck

Van Putten T (1974) Why do schizophrenic patients refuse to take their drugs? Arch Gen Psychiatry 31:1101–1107

Wahlländer B (1994) Diskussionsbeitrag beim 3. Nürnberger Leponex-Gespräch 1994. Wander Pharma Nürnberg

Weller M, Kornhuber J (1993) Clozapin: Risikoneuroleptikum für die Auslösung eines malignen neuroleptischen Syndroms (MNS) oder neuroleptische Alternative bei positiver MNS-Anamnese? Fortschr Neurol Psychiatr 61:217–222

Weller M, Kornhuber J (1992) Clozapine rechallenge after an episode of "neuroleptic malignant syndrome". Br J Psychiatry 161:855–856

Wolters EC, Hurwitz TA, Mak E et al. (1990) Clozapine in the treatment of parkinsonian patients with dopaminomimetic psychosis. Neurol 40:832–834

Zehentbauer J (1993) Chemie für die Seele. Psyche, Psychopharmaka und alternative Heilmethoden. 6. Aufl. Zweitausendeins, Frankfurt

Fragebogen zur Verordnung von Clozapin (Leponex)

Dieser Fragebogen dient der Erfassung Ihrer Einschätzung von Clozapin. Es werden Ihnen neben Fragen, die mit Ja oder Nein zu beantworten sind, eine Reihe von Fragen begegnen, bei denen Sie Gelegenheit haben, den Grad Ihrer Zustimmung auf einer sechsstufigen Skala mitzuteilen. Wenn Sie sich nicht für eine der sechs Antwortalternativen entscheiden können, wählen Sie bitte diejenige Abstufung, die den Grad Ihrer Zustimmung *am ehesten* wiedergibt.

Die Antwortalternativen sehen folgendermaßen aus:

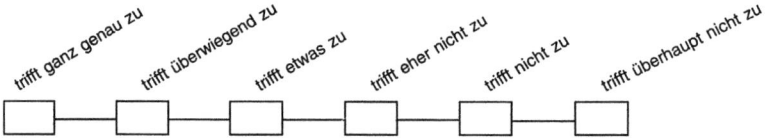

Je nach Inhalt der Frage bzw. Formulierung der Fragestellung können die Antwortalternativen anders überschrieben sein. Generell ist es so, daß der linke Pol der Skala Zutreffen, Zustimmung oder Bejahung bedeutet, der rechte Pol Nicht-Zutreffen, Ablehnung oder Verneinung.

Es ist uns wichtig, darauf hinzuweisen, daß bei allen Fragen auch Extremmeinungen von Interesse sind. Im Zweifelsfall entscheiden Sie sich bitte für die für Sie wesentliche Antwortmöglichkeit. Auch hand-schriftliche Ergänzungen werden bei der Auswertung berücksichtigt.

Bitte antworten Sie zügig und vergewissern Sie sich am Ende des Fragebogens nochmals, ob Sie jede Frage beantwortet haben.

Vielen Dank für Ihre Mitarbeit!

1. Persönliche Daten (bitte ohne Namensnennung)

1.1. Alter: ⌐40,6¬ Jahre

1.2. Geschlecht: ⌐73¬ Männlich ⌐45¬ Weiblich

1.3. Seit ⌐12¬ Jahren ärztlich tätig

1.4. Davon

⌐9¬ Jahre ärztlich-psychiatrisch/ärztlich-neurologisch/nervenärztlich tätig

⌐6,3¬ Kinder- und jugendpsychiatrisch tätig

	JA	NEIN
1.5. Abgeschlossene Facharztausbildung als:		
Psychiater/-in	38	80
Neurologe/-in	24	94
Nervenärztin/-arzt	44	74
Kinder- und Jugendpsychiater/-in	6	112
1.6. Führen Sie die Zusatzbezeichnung – Psychotherapie – oder – Psychoanalyse –?	35	83
1.7. Streben Sie den Erwerb der Zusatzbezeichnung – Psychotherapie – oder – Psychoanalyse – an?	54	64
1.8. Arbeiten Sie mit erwachsenen Patienten?	110	8
1.9. Arbeiten Sie mit Kindern oder jugendlichen Patienten?	41	77
1.10. Kliniktätigkeit (auch Tagesklinik oder Institutsambulanz)?	75	43
1.11. Praxistätigkeit?	48	70
1.12. Tätigkeit im öffentlichen Gesundheitswesen?	17	101
1.13. Heimarzttätigkeit?	13	105

1.14. Oder: _____

2. Fragen zu Clozapin

2.1. Wieviel Erfahrung haben Sie in der Verordnung von Clozapin?

							M	SD
Ich setze Clozapin seit Jahren häufig ein	21	29	28	12	8	2 % Ich habe keine Erfahrung	4,4	1,27

2.2. Wie schätzen Sie den Stand Ihrer Information über die Behandlung mit Clozapin ein?

							M	SD
sehr gut	25	47	20	5	1	1 % sehr schlecht	4,9	0,94

2.3. Welche Bedeutung haben die folgenden Aspekte bei Ihrer Verordnung von Clozapin?
(NL = Neuroleptika)

	hat große Bedeutung					hat keine Bedeutung	M	SD
Clozapin hat weniger klassische (vor allem parkinsonistische) Nebenwirkungen als andere NL	74	19	4	1	3	0 %	5,6	0,82
Für die Verordnung sind strenge Indikationskriterien vorgeschrieben	53	25	12	3	5	1 %	5,1	1,17
Der Verordnungsmodus ist anfangs sehr viel umständlicher als für andere NL (Registrierung bei der Herstellerfirma, Apothekenbevorratung usw.)	20	20	22	7	21	8 %	3,9	1,65
Clozapin hat ein hohes Nebenwirkungsrisiko (vor allem Blutbildveränderungen)	21	26	24	17	9	2 %	4,3	1,33
Clozapin darf nicht als Medikament der ersten Wahl eingesetzt werden	45	25	9	9	3	6 %	4,8	1,48
Der Einsatz von Clozapin verursacht höhere Kosten als der von anderen NL	8	14	12	11	25	30 %	2,8	1,67
Die Verordnung setzt eine hohe Compliance der Pat. voraus	42	34	9	7	4	3 %	4,9	1,31
Clozapin steht nicht als Depotpräparat zur Verfügung	28	21	15	14	11	10 %	4,1	1,69
Die notwendigen Kontrolluntersuchungen sind sehr zeit- und kostenintensiv	6	11	26	15	25	15 %	3,1	1,45
Eine langfristige Behandlung ist häufig ungesichert, da einzelne Nervenärzte die Verordnung von Clozapin strikt ablehnen	14	19	19	17	16	14 %	3,5	1,64

Fragebogen zur Verordnung von Clozapin (Leponex)

2.4. Inwieweit treffen die folgenden Einschätzungen zu Clozapin aus Ihrer Sicht zu?

	trifft ganz genau zu	trifft überwiegend zu	trifft etwas zu	trifft eher nicht zu	trifft nicht zu	trifft überhaupt nicht zu		M	SD
Clozapin ist anderen NL in der Wirkung deutlich überlegen	6	33	36	14	8	2	%	4,1	1,10
Zu Clozapin stehen keine ausreichenden Alternativen zur Verfügung	25	39	23	8	4	0	%	4,7	1,06
Die Verordnung von Clozapin ist nur eine Ultima ratio	9	23	25	13	17	13	%	3,6	1,54
Die Reglementierung der Verordnungspraxis von Clozapin läßt Regreßforderungen oder andere juristische Schritte befürchten	3	8	31	29	20	8	%	3,2	1,17

2.5. Bei welchen Diagnosen setzen Sie Clozapin ein?

								M	SD
– bei schizophrenen Psychosen	65	28	3	1	0	3	%	5,5	0,94
– bei schizoaffektiven Psychosen	27	30	23	12	4	3	%	4,5	1,31
– bei exogenen Psychosen (z.B. durch Anti-Parkinson-Therapie)	7	15	9	8	21	36	%	2,7	1,72
– bei therapieresistenten atypischen Depressionen	1	5	8	17	29	38	%	2,1	1,21
– bei manischen Psychosen	3	9	19	22	16	28	%	2,7	1,47
– bei Angst-Panikerkrankungen	0	3	2	12	19	63	%	1,6	0,95
– oder: _____									

2.6. Unter welchen Umständen stellen Sie üblicherweise die Behandlung eines Patienten auf Clozapin um?

	trifft ganz genau zu	trifft überwiegend zu	trifft etwas zu	trifft eher nicht zu	trifft nicht zu	trifft überhaupt nicht zu		M	SD
Nach erfolgloser Therapie mit typischen NL	53	27	10	3	0	4	%	5,2	1,20
bei Auftreten von Frühdyskinesien unter typischen NL	16	31	24	8	10	10	%	4,0	1,55
bei Autreten eines Parkinsonoids unter typischen NL	14	38	23	8	9	7	%	4,2	1,41
Bei Auftreten von Akathisie unter typischen NL	8	28	20	20	12	9	%	3,7	1,45
bei Spätdyskinesien unter typischen NL	14	25	19	15	14	12	%	3,7	1,60
um Spätdyskinesien zu vermeiden	14	11	19	19	19	17	%	3,3	1,64
bei drohender Chronifizierung	4	16	25	19	20	14	%	3,2	1,44
wenn sich eine katatone Symptomatik abzuzeichnen droht	3	8	12	25	27	24	%	2,6	1,36
wenn ein Malignes Neuroleptisches Syndrom in der Anamnese bekannt ist	16	16	24	11	17	13	%	3,6	1,64

oder: _____

Fragebogen zur Verordnung von Clozapin (Leponex)

2.7. Bei welchen Symptomen wirkt Clozapin Ihrer Erfahrung nach am besten?

sehr gute Wirkung ▶ keine Wirkung

Symptom	1	2	3	4	5	6		M	SD
Gedankeneingebungen oder Gedankenentzug, Gedankenausbreitung und Gedankenlautwerden	17	43	24	9	2	0	%	4,7	0,94
Wahn und Wahnwahrnehmung	22	45	19	7	3	0	%	4,8	0,96
Akustische Halluzinationen	23	43	19	8	3	0	%	4,7	1,02
Unrealistischer Wahn	9	33	25	16	6	0	%	4,3	1,08
Anhaltende Halluzinationen	10	42	26	13	4	1	%	4,4	1,05
Formale Denkstörungen	11	34	31	18	1	2	%	4,3	1,04
Katatone Symptome	7	25	27	23	8	3	%	3,9	1,19
Negative Symptome/ Minussymptomatik	7	19	28	19	18	3	%	3,7	1,29
Depersonalisationssymptome/ Entfremdungserleben	3	25	34	20	9	1	%	3,9	1,06
Libidoverlust	0	1	10	26	25	29	%	2,2	1,04
Angstsymptomatik	8	21	30	18	14	3	%	3,8	1,26
Agitiertheit/Erregung	20	25	31	13	5	2	%	4,4	1,21
Zwangssymptomatik	1	8	19	29	23	14	%	2,9	1,20
Autoaggressives Verhalten	5	16	23	25	19	4	%	3,5	1,27
Fremdaggressives Verhalten	6	21	27	21	17	1	%	3,7	1,21
Kloßgefühl	0	5	6	31	27	24	%	2,4	1,10
Depressiv-suicidale Symptomatik	1	3	19	26	30	15	%	2,7	1,13
Schlafstörungen (psychotisch bedingte)	20	27	25	15	5	3	%	4,3	1,31
Manische Symptomatik	8	24	31	15	13	3	%	3,9	1,28

oder: _____

2.8. Unter welchen Compliancebedingungen setzen Sie Clozapin ein? (Bei Kindern und jugendlichen Patienten ggf. Compliance des gesetzlichen Vertreters beurteilen)

	oft	selten	nie		M	SD
auch dann, wenn sich Zweifel an einer regelmäßigen Medikamenteneinnahme ergeben	11	58	31	%	1,8	0,62
auch wenn zunächst der Clozapintherapie vom Pat. Ablehnung entgegengebracht wird	22	48	29	%	1,9	0,72
auch bei unzureichender Krankheitseinsicht	37	42	20	%	2,2	0,74
auch dann, wenn erst in der Zukunft (nach Abklingen der akuten Symptomatik) eine ausreichende Mitarbeit erwartet werden kann	55	31	14	%	2,4	0,72
Fortführung der Leponextherapie auch dann, wenn im Verlauf Zweifel an der Compliance (regelmäßige Medikamenteneinnahme, Wahrnehmung der Kontrolluntersuchungen) aufkommen	17	41	42	%	1,7	0,73

2.9. Wo setzen Sie Clozapin ein?

					M	SD
in der Akuttherapie	41	42	14	%	2,3	0,70
in der Langzeittherapie	71	25	3	%	2,7	0,54

2.10. In welcher durchschnittlichen Tagesdosis setzen Sie Clozapin in der Regel ein? (Langzeittherapie)

	oft	selten	nie		M	SD
bis 25 mg/Tag	6	48	40	%	1,6	0,60
bis 50 mg/Tag	14	62	18	%	2,0	0,59
bis 100 mg/Tag	50	43	4	%	2,5	0,58
bis 200 mg/Tag	68	24	3	%	2,7	0,54
bis 400 mg/Tag	47	36	13	%	2,4	0,71
bis 600 mg/Tag	17	38	41	%	1,6	0,60
bis 800 mg/Tag	3	20	71	%	1,3	0,53
mehr als 800 mg/Tag	2	8	84	%	1,1	0,42

Fragebogen zur Verordnung von Clozapin (Leponex)

2.11. Welche Form von Dosissteigerung wenden Sie in der Regel an?

	oft	selten	nie		M	SD
behutsames Einschleichen	81	11	6	%	2,8	0,55
Dosierung mit dem Ziel des raschen Erreichens der erforderlichen Tagesdosis	16	50	28	%	1,9	0,68

2.12. Welche Darreichungsform wählen Sie in der Regel?

	oft	selten	nie		M	SD
oral (feste Form)	94	4	2	%	2,9	0,32
oral (aufgelöst)	9	45	39	%	1,7	0,65
intramuskulär	0	32	62	%	1,3	0,47

2.13. Wie setzen Sie Clozapin üblicherweise ein?

	oft	selten	nie		M	SD
als Monotherapie	83	15	2	%	2,8	0,46
Clozapin + andere NL	29	53	15	%	2,1	0,66
Clozapin + Antidepressiva	7	55	34	%	1,7	0,59
Clozapin + Benzodiazepine	11	52	31	%	1,8	0,64
Clozapin + Antiepileptika (z. B. Carbamazepin oder Valproinsäure)	4	50	40	%	1,6	0,57
Clozapin + Lithium	8	47	40	%	1,7	0,64
oder Clozapin + _____						

2.14. Welche Altergruppen behandeln Sie mit Clozapin?

	oft	selten	nie		M	SD
Patienten im Kindesalter (bis 14 J.)	3	3	77	%	1,1	0,43
Patienten im Jungendalter (bis 20 J.)	13	30	45	%	1,6	0,73
Patienten im Alter bis 30 Jahren	68	19	11	%	2,6	0,69
Patienten im Alter bis 60 Jahren	58	30	10	%	2,5	0,68
Patienten im Alter über 60 Jahren	12	47	37	%	1,7	0,67

2.15. Wie häufig sind nach Ihrer Erfahrung schwerwiegende Komplikationen bei Clozapin?

	sehr häufig					bisher nicht aufgetreten		M	SD
Agranulocytose	0	1	14	12	29	43	%	2,0	1,11
Andere Blutbildveränderungen	3	7	17	18	32	23	%	2,6	1,33
Krampfanfälle	0	2	11	19	23	45	%	2,0	1,12
Schwerwiegende kardiale Komplikationen	0	0	2	14	16	68	%	1,5	0,79
Vergiftungen	0	0	3	10	20	65	%	1,5	0,82
Delir	0	3	9	8	15	62	%	1,8	1,16
Malignes Neuroleptisches Syndrom	0	0	1	2	10	86	%	1,2	0,50
Todesfall bei Behandlung mit Clozapin	0	0	3	2	9	85	%	1,2	0,60
Suicidversuch mit Clozapin	1	5	8	8	18	60	%	1,8	1,25

oder: _____

Fragebogen zur Verordnung von Clozapin (Leponex) 87

3. Im folgenden bitten wir Sie um die globale Einschätzung von Clozapin gegenüber typischen NL

3.1. Besondere Bedingungen ergeben sich dadurch, daß Clozapin nicht als Depotpräparat zur Verfügung steht. Wie schätzen Sie daher die <u>Compliance</u> bei der Behandlung mit <u>Depot-NL</u> gegenüber Clozapin ein?

							M	SD
Compliance bei Clozapin erheblich besser	4	11	20	27	25	10 % Complicance bei Depot-NL erheblich besser		

3.2. Wie schätzen Sie die <u>Compliance</u> bei der Behandlung mit <u>oralen NL</u> (typischen) gegenüber Clozapin ein?

| Compliance bei Clozapin erheblich besser | 13 | 31 | 44 | 8 | 3 | 0 % Compliance bei oralen NL (typischen) erheblich besser | 4,4 | 0,93 |

3.3. Wie schätzen Sie das Ausmaß <u>unerwünschter Wirkungen</u> bei der Therapie mit typischen NL gegenüber Clozapin ein?

| Größeres Ausmaß bei Clozapin | 1 | 3 | 9 | 18 | 46 | 24 % Größeres Ausmaß bei typischen NL | 2,2 | 1,05 |

3.4. Wie schätzen Sie die <u>Therapieeffizienz</u> typischer NL gegenüber Clozapin bei der Behandlung Ihrer Patienten ein?

| Höhere Therapieeffizienz bei Clozapin | 8 | 29 | 46 | 10 | 6 | 1 % Höhere Therapieeffizienz bei typischen NL | 4,2 | 0,99 |

3.5. Welche <u>Einstellung</u> haben Sie <u>insgesamt</u> zu Clozapin?

| Eindeutig positiv – Clozapin ist für die Psychiatrie unverzichtbar | 59 | 29 | 7 | 3 | 2 | 1 % Eindeutig negativ – Die Psychiatrie kommt ohne Clozapin aus | 5,4 | 0,95 |

Herzlichen Dank für Ihre Mitarbeit

Alternativen zum Clozapin?
Klinische Erfahrungen mit Risperidon

F.-G. PAJONK, D. NABER und H. HIPPIUS

Einleitung

Für alle Entwicklungen neuartiger antipsychotisch wirksamer Medikamente ist Clozapin in den letzten 10 Jahren zu einer der wichtigsten Referenzsubstanzen geworden. Das war nicht unbedingt zu erwarten. Das pharmakologische und klinisch-therapeutische Wirkprofil des Clozapin war zwar schon seit den 60er Jahren bekannt, doch Clozapin nahm lange Zeit hindurch eine „Außenseiterrolle" unter den Neuroleptika ein. In den 70er Jahren bestand sogar die Gefahr, daß Clozapin völlig aus der psychiatrischen Pharmakotherapie verschwinden würde, weil angenommen wurde, daß das Risiko einer Agranulozytose unter einer Clozapintherapie unvertretbar hoch sei. Da jedoch gezeigt werden konnte,

- daß Clozapin im Vergleich zu anderen, in vergleichbarer Dosierung anzuwendenden trizyklischen Neuroleptika nur ein gering erhöhtes Agranulozytoserisiko besitzt (Grohmann et al. 1989)
- und daß beginnende Agranulozytosen unter Clozapintherapie durch systematische Blutbildkontrollen so früh erkannt werden können, daß letale Verläufe fast immer zu verhindern sind (Naber 1995),

durfte Clozapin seit Ende der 70er Jahre in einigen Ländern (u.a. in Deutschland) wenigstens in „kontrollierter Anwendung" weiterhin therapeutisch eingesetzt werden.

Die sehr strikte Anwendungsbeschränkung war der eine Grund dafür, daß Clozapin unter den zahlreichen, weltweit verbreiteten Neuroleptika nur eine Außenseiterrolle spielte. Gravierender war jedoch ein zweiter Grund: das Fehlen der für antipsychotisch wirksame Medikamente vermeintlich zwingend notwendigen extrapyramidalmotorischen Wirkung.

Seit der Einführung der Butyrophenone waren Pharmakologen und bald auch die Mehrzahl aller Kliniker davon überzeugt, daß es einen gesetzmäßigen Zusammenhang zwischen dem im Tierversuch nachweisbaren kataleptischen Effekt sowie den bei therapeutischer Anwendung auftretenden extrapyramidalmotorischen Wirkungen einerseits und der antipsychotischen Wirksamkeit andererseits gäbe. Diese „pharmakopsychiatrische Grundregel" war in Untersuchungen mit einer unübersehbar großen Zahl von antipsychotisch wirksamen Pharmaka immer wieder bestätigt worden; nur beim Clozapin fehlte diese enge Verknüpfung zwischen therapeutischer Wirksamkeit und extrapyramidalmotorischen Wirkqualitäten (Hippius u. Stille 1971). Das hatte zur Folge, daß anfangs sogar bestritten wurde, daß Clozapin antipsychotisch wirken würde. Als aber in einer größeren Anzahl von Untersuchungen die antipsychotische Wirksamkeit eindeutig bewiesen wurde und diese durch die in einigen Ländern – trotz der sehr stark eingeschränkten Anwendungsmöglichkeiten – immer umfangreicher werdenden praktisch-therapeutischen Erfahrungen bestätigt wurde, war nicht mehr zu bezweifeln, daß Clozapin an die Seite der Neuroleptika zu stellen war, auch wenn es keine extrapyramidalmotorischen Nebenwirkungen hatte. Man bezeichnete daraufhin Clozapin als „atypisches Neuroleptikum" – und unterstrich damit erneut die Außenseiterstellung der Substanz (Kane 1988).

Diese Situation änderte sich erst, als Ende der 80er Jahre US-amerikanische und bald darauf dänische und britische Psychiater die 20 Jahre zuvor mitgeteilten Befunde der österreichischen, deutschen und schweizer Autoren bestätigten und die gute Wirksamkeit des Clozapin bei chronifizierten, therapierefraktären Verläufen der Schizophrenie beschrieben (Claghorn et al. 1987; Kane et al. 1988; Kane 1992; Clozapine Study Group 1993).

Hatte die Charakterisierung des Clozapin als „atypisches Neuroleptikum" lange Zeit hindurch eher einen abschätzigen Beiklang, so wurde es nun zum wichtigsten Vergleichsstandard bei der Suche nach neuen antipsychotisch wirksamen Medikamenten (Naber et al. 1992; Klages et al. 1993; Klimke u. Klieser 1995). Viele Forschergruppen der pharmazeutischen Industrie bemühen sich inzwischen schon seit mehreren Jahren um die Entwicklung neuer („atypischer") Neuroleptika, die in der therapeutischen Effizienz dem Clozapin mindestens ebenbürtig sind, außerdem ebenso wie Clozapin keine extrapyramidalmotorischen Nebenwirkungen und schließlich auch kein Agranulozytoserisiko haben sollen. Ziel ist es außerdem, auch die für Clozapin typischen anticholinergen und α-adrenolytischen Nebenwirkungen (z. B. Müdigkeit, Hypotonie, Speichelfluß) zu minimieren.

Unter dem Begriff „atypische Neuroleptika" werden inzwischen einige chemisch unterschiedliche Substanzen zusammengefaßt, die entweder eine relativ höhere Affinität zum $5HT_2$- als zum D_2-Rezeptor und damit einen niedrigeren $5HT_2/D_2$ Rezeptorblockade-Quotienten ($<0,1$) aufweisen und/oder bei denen EPMS seltener auftreten als unter klassischen Neuroleptika (Klages et al. 1993; Pajonk u. Naber 1996). Eine einheitliche Definition dieses Begriffs liegt bislang nicht vor (Pajonk u. Naber 1996). Neuere antipsychotisch wirksame Substanzen weisen jedoch meist – dem Clozapin ähnlich – eine hohe $5HT_2$-Rezeptor-Blockade auf.

Risperidon, Zotepin und Olanzapin sind Medikamente dieser Art, die auf dem deutschen Markt zugelassen sind. Seroquel (Quetiapin) und Sertindol werden in absehbarer Zeit folgen. Größere klinische Erfahrungen liegen aus diesem Grund erst für das Risperidon und Zotepin vor. Zotepin ist ein dem Clozapin nahestehendes, deutlich sedierendes, trizyklisches Neuroleptikum. Beim Benzisoxazol-Derivat Risperidon ist von vornherein (wahrscheinlich wegen seiner völlig anderen chemischen Struktur) – wenn überhaupt – mit einem (im Vergleich zum Clozapin) sehr viel geringeren Agranulozytoserisiko zu rechnen. Damit könnten die für Clozapin bestehenden Anwendungsbeschränkungen sowie die systematischen Blutbildkontrollen entfallen. Schon aus diesem Grunde muß Risperidon als Alternative zu Clozapin diskutiert werden (Heinrich et al. 1994; Bondolfi et al. 1995; Ereshefsky 1995; Klieser et al. 1995; Lindemayer 1995; Möller 1996).

Selbstverständlich muß gründlich untersucht werden, ob die therapeutische Wirkung des Risperidon der des Clozapin ebenbürtig ist. Solche Studien sind bisher bedauerlicherweise nicht in ausreichendem Umfang durchgeführt worden. Zwar wurde aufgrund der Ergebnisse von zwei Vergleichsuntersuchungen festgestellt, daß hinsichtlich antipsychotischer Potenz und Häufigkeit extrapyramidalmotorischer Nebenwirkungen keine Unterschiede zwischen beiden Präparaten bestehen würden (Bondolfi et al. 1995; Heinrich et al. 1994; Klieser et al. 1995). Diese Feststellung steht jedoch im Widerspruch zu den Beobachtungen vieler Autoren, die übereinstimmend zu dem Ergebnis kamen, daß es unter Clozapin-Anwendung überhaupt nicht zu klinisch relevanten extrapyramidalmotorischen Nebenwirkungen, unter Risperidon jedoch sehr wohl, kommt (Kane 1992; Naber et al. 1992).

Bei der Mehrzahl der Doppelblindstudien mit Risperidon wurde Haloperidol als Vergleichssubstanz eingesetzt. Diese Untersuchungen kamen zu dem Ergebnis, daß Risperidon bei geringerer Häufigkeit von extrapyramidalmotorischen Symptomen eine dem Haloperidol vergleichbare antipsychotische Potenz besitze (Chouinard et al. 1993; Livingstone 1994; Peuskens et al. 1995). Aus den Befunden verschiedener Untersuchungen und dem Ergebnis einer Metaanalyse (Möller et al. 1995) wurde geschlossen, daß mit Risperidon auch schizophrene Minussymptomatik beeinflußt werden könnte und schließlich wurde auch ein positiver Effekt auf Spätdyskinesien diskutiert (Chouinard et al. 1993; Umbricht u. Kane 1995).

Es überrascht nicht, daß Risperidon bei Vergleichen mit Haloperidol hinsichtlich der Häufigkeit und Intensität von EPMS besser abschneidet. Doch damit ist die Frage noch nicht beantwortet, ob Risperidon in jeder Hinsicht eine echte Alternative zum Clozapin ist. Diese Frage wird endgültig erst nach Durchführung von breit angelegten, methodisch einwandfrei geplanten und sorgfältig durchgeführten Doppelblindstudien „Clozapin versus Risperidon" beantwortet werden können. Anhaltspunkte für Differentialindikationen der beiden Pharmaka und Hinweise auf Vor- und Nachteile der beiden Präparate können jedoch auch schon retrospektive Auswertungen gut dokumentierter Behandlungsverläufe liefern. Eine solche Auswertung wurde auslesefrei durchgeführt an einem Kollektiv von Patienten, die in der Psychiatrischen Universitätsklinik München mit Risperidon behandelt waren.

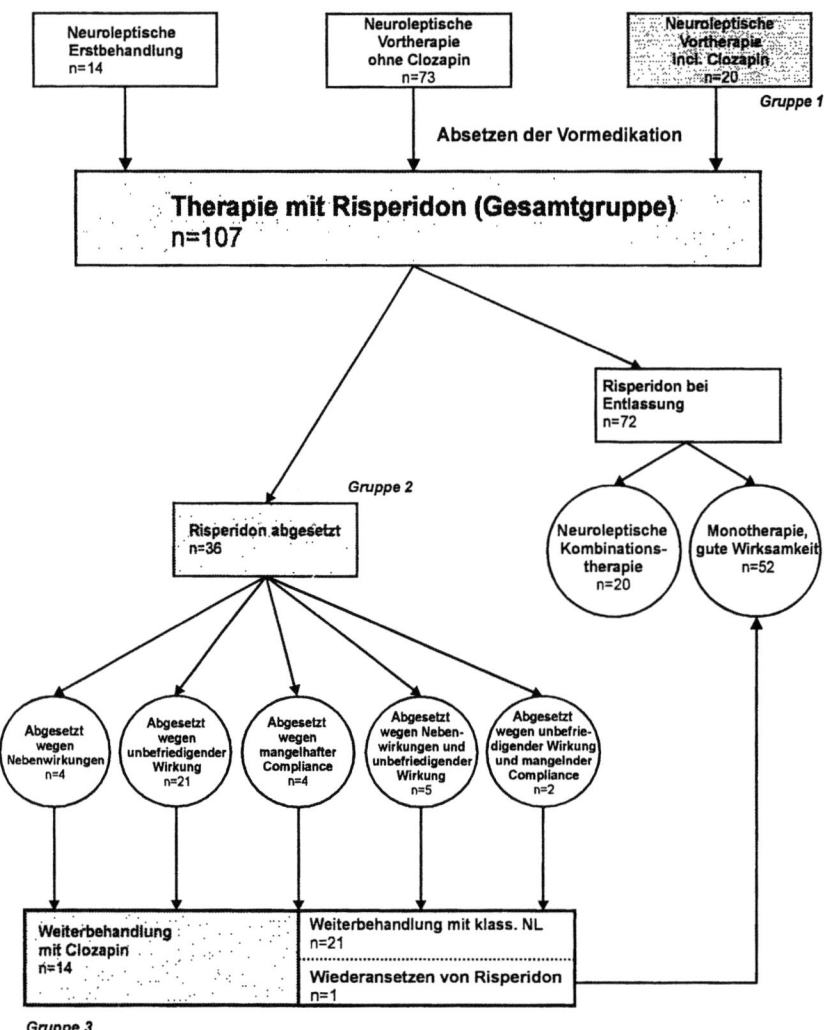

Abb. 1. Herleitung der Patientenkollektive

Methoden und Patientenkollektiv

Von Juli 1994 bis Juli 1995 wurden 107 Patienten mit Risperidon in der Psychiatrischen Universitätsklinik München stationär-psychiatrisch behandelt. Für die Gesamtgruppe und auch für alle gebildeten Teilkollektive wurden soziodemographische Daten (Alter, Geschlecht, Diagnose), Daten zum Krankheitsverlauf (Dauer der Erkrankung, Anzahl der stationären Aufenthalte und der bislang verordneten Neuroleptika) und zum jetzigen stationären Aufenthalt (Gesamtdauer, Dauer und Dosierung von Risperidon bzw. Clozapin) erhoben. Bei 14 Patienten handelte es sich um neuroleptische Erstbehandlungen. Die übrigen 93 Patienten waren bereits mit anderen Neuroleptika vorbehandelt worden (n=73 ohne Clozapin, n=20 inklusive Clozapin).

Bei den Patienten handelte es sich überwiegend (70%) um Erkrankungen aus der Gruppe der Schizophrenien und schizophreniformen Störungen (Entlassungsdiagnose nach DSM-III-R); die paranoid-halluzinatorischen Formen dominierten.

Aus der Gesamtheit der 107 mit Risperidon behandelten Patienten wurden 3 Teilkollektive gesondert untersucht.

Bei den 20 mit Clozapin vorbehandelten Patienten (Gruppe 1) wurden die Ursachen für das Absetzen und der Zeitpunkt der letzten Einnahme von Clozapin ermittelt. Bei diesen Patienten wurden die therapeutische Wirksamkeit (Beurteilungsinstrumente: CGI und Medikation bei Entlassung) und die unerwünschten Arzneimittelwirkungen von Risperidon dokumentiert.

In einer zweiten Gruppe wurden 36 Patienten zusammengefaßt, bei denen Risperidon im Behandlungsverlauf abgesetzt worden war. Die Gründe hierfür wurden erfaßt und Wirksamkeit und Nebenwirkungen wie in Gruppe 1 analysiert.

Eine dritte Gruppe bildeten die Patienten der Gruppe 2, bei denen nach Absetzen des Risperidons Clozapin verordnet wurde (n=14). Für diese wurden Wirksamkeit (gleiche Meßinstrumente wie Gruppe 1) und Nebenwirkungen der Clozapinmedikation ermittelt.

Weitere Einzelheiten zur Herleitung der Untergruppen aus dem Gesamtkollektiv können der Abb. 1 entnommen werden.

Statistische Berechnungen zur Ermittlung des Signifikanzniveaus erfolgten mittels Mann-Whitney-Test für unverbundene Stichproben und mittels Wilcoxon-Vorzeichentest zur Verlaufsbeobachtung in einer Gruppe.

Ergebnisse

Von Juli 1994 bis Juli 1995 wurden in der Psychiatrischen Universitätsklinik München 107 Patienten (m.: 54, w.: 53) mit Risperidon behandelt (Alter: 39,3±14,6 Jahre, Krankheitsdauer: 8,4±7,3 Jahre). Die durchschnittliche Tagesdosis betrug 4,9±1,8 (1–16) mg. Die Behandlung führte in 43% zu einer deutlichen Verbesserung des Befundes bzw. Symptomfreiheit, in 28% zu einer leichten bis mäßigen Besserung, in 22% zu keiner Änderung. 4% der Patienten verschlechterten sich, 3% waren nicht beurteilbar (Selbstentlassung). Der CGI sank während der Behandlung von 6,6±0,8 auf 4,6±1,7 ($p<0,0005$). Bei Entlassung erhielten noch 72 Patienten (67%) das Präparat (einer davon nach vorübergehendem Absetzen wegen Nebenwirkungen), davon 20 in Kombination mit einem anderen Neuroleptikum. Ursachen für das Absetzen von Risperidon (mehrere Gründe waren möglich) waren in 78% die mangelnde therapeutische

Tabelle 1a. Demographische Daten

Alter (Jahre)	39,5 ± 15,2
Geschlecht (m./w.)	11/9 (55%/45%)
Krankheitsdauer (Jahre)	10,7 ± 7,7
Anzahl stationärer Aufnahmen	7,2 ± 5,7 (1–21)
Anzahl vorheriger Neuroleptika	5,4 ± 2,2 (1–9)

Tabelle 1b. Entlassungsdiagnosen (nach DSM-III-R)

Diagnosen	n	%
290–294	0	0
295. x	17	85
davon 1	4	20
2	0	0
3	6	30
6	2	10
7	4	20
8	1	5
296. x	2	10
davon 0	1	5
1	0	0
2	1	5
4	0	0
297. x	0	0
300. x	1	5
Gesamt	20	100

Wirksamkeit, nur in 24% Nebenwirkungen, in 16% mangelnde Compliance (s. Abb. 1).

Die Alters- und Geschlechtsstruktur der Gruppen 1 und 2 waren vergleichbar und entsprachen dem Gesamtkollektiv, in Gruppe 3 fanden sich mehr Frauen als Männer. Insgesamt handelte es sich um Patienten mit chronischem, langjährigem Krankheitsverlauf. Die Patienten der Gruppe 1 wiesen im Vergleich zu denen der Gruppen 2 und 3 tendenziell eine längere Krankheitsdauer auf, waren mit einer höheren Anzahl von Neuroleptika vorbehandelt ($p<0,05$) und häufiger stationär aufgenommen worden ($p<0,05$). Die demographischen Daten können den Tabellen 1a, 2a und 3a entnommen werden.

Als Diagnosen lagen in 85% (Gruppe 1) bzw. 61% (Gruppe 2) und 79% (Gruppe 3) Erkrankungen aus der Gruppe der Schizophrenien und schizophrenieformen Störungen vor (DSM-III-R 295.x), wobei die paranoid-halluzinatorischen Formen deutlich dominierten (Tabellen 1–3b). In der Gruppe 1 war der Anteil abgebrochener Therapien bei schizoaffekti-

Tabelle 1c. Indikationen für den Einsatz von Risperidon

	n	%
EPMS	3	15
Andere NW	5	25
Negativsymptomatik	4	20
Therapieresistenz	9	45
Andere	2	10
Unbekannt	0	0
EPMS + andere NW	2	10
2 Indikationen	5	25

Tabelle 1d. Beurteilung der Wirksamkeit von Risperidon (CGI, klinische Bewertung)

Aufnahme	Vor Risperidon	Unter Risperidon		
6,6±0,7	6,3±0,7	4,7±1,6*	n	%
		Deutl. Besserung	7	35
		Mäßige Besserung	5	25
		Keine Wirkung	5	25
		Verschlechterung	3	15
		Nicht beurteilbar	0	0

* $p<0,001$

Tabelle 2a. Demographische Daten

Alter (Jahre)	41,1 ± 16,4
Geschlecht (m./w.)	19/17 (53%/47%)
Krankheitsdauer (Jahre)	10,1 ± 8,8
Anzahl stationärer Aufnahmen	4,7 ± 4,4 (1–20)
Anzahl vorheriger Neuroleptika	3,6 ± 2,5 (0–9)

ven Störungen höher (20% vs. 3%). Die genaue diagnostische Aufschlüsselung wird aus den Tabellen 1b und 2b ersichtlich.

Im Rahmen der Vorbehandlung mit Clozapin (Gruppe 1) variierte die Dosis zwischen 12,5–600 mg/d, die Behandlungsdauer zwischen 3 Tagen bis 4 Jahren. Die letzte Einnahme lag bei allen Patienten mindestens 3 Monate zurück; danach hatten sie keine oder nur klassische Neuroleptika eingenommen. Clozapin wurde in 30% (n=6) wegen Wirkungslosigkeit, in 60% (n=12) wegen mangelnder Compliance bzw. auf Wunsch des Patienten und in 60% (n=12) wegen Nebenwirkungen (Müdigkeit: n=4, Neutropenie/Leukozytenabfall: n=2, Hypotonie: n=3, EEG-Veränderungen: n=3) abgesetzt. Bei 10 Patienten (50%) lagen mehrere dieser Gründe vor.

Der wesentliche Grund für den Einsatz von Risperidon war die Therapieresistenz unter herkömmlichen Neuroleptika (45%, s. Tab. 1c). Die Pa-

Tabelle 2b. Entlassungsdiagnosen (nach DSM-III-R)

Diagnosen	n	%
290–294	2	6
295. x	22	61
davon 1	2	6
2	3	8
3	14	39
6	2	6
7	1	3
8	0	0
296. x	9	25
davon 0	2	6
1	6	17
2	0	0
4	1	3
297. x	1	3
300. x	2	6
Gesamt	36	100

Tabelle 2c. Indikationen für den Einsatz von Risperidon

	n	%
EPMS	7	19
Andere NW	7	19
Negativsymptomatik	5	14
Therapieresistenz	12	33
Andere	7	19
Unbekannt	3	8
EPMS + andere NW	1	3
2 Indikationen	7	19

tienten erhielten durchschnittlich 5,4±1,3 (4–12) mg pro Tag über 32,8±16,1 Tage. 60% der Patienten (n=12) erhielten Risperidon bei Entlassung [Dosierung: 4,9±1,3 (2–6) mg pro Tag]. Bei den übrigen 8 Patienten war der ausschlaggebende Grund für das Absetzen die mangelnde Wirksamkeit. Nach CGI war Risperidon hochsignifikant wirksam [Median der Differenz 1,5 (–1 bis +4), $p<0,001$]. Genaue Angaben zur Wirksamkeit und dem CGI-Score können Tabelle 1d entnommen werden.

Es zeigte sich, daß am ehesten solche Patienten vom Risperidon profitierten (deutliche Verbesserung/Symptomfreiheit der Gruppe 1: n=7), die eine tendenziell längere und intensivere Behandlung erfordernde Erkrankung hatten, eine ausgeprägtere affektive Symptomatik aufwiesen und männlichen Geschlechts waren.

Aus der Einteilung der Gruppen geht bereits hervor, daß die Patienten der Gruppe 2 wenig von Risperidon profitierten (s. Tabelle 2e). Die

Tabelle 2d. Gründe für den Therapieabbruch mit Risperidon

	n	%
Unerwünschte Wirkungen	4	11
Keine Wirksamkeit	21	58
Unerwünschte Wirkung und keine therapeutische Wirksamkeit	5	14
Keine Compliance	4	11
Keine Wirksamkeit und keine Compliance	2	6

Tabelle 2e. Beurteilung der Wirksamkeit von Risperidon (CGI, klinische Bewertung)

Aufnahme 6,8±0,7	Vor Risperidon 6,4±1,0	Unter Risperidon 6,2±1,2	n	%
		Deutl. Besserung	2	6
		Mäßige Besserung	6	17
		Keine Wirkung	22	61
		Verschlechterung	4	11
		Nicht beurteilbar	3	8

Tabelle 3a. Demographische Daten

Alter (Jahre)	40,6 ± 17,9
Geschlecht (m./w.)	5/9 (36%/64%)
Krankheitsdauer (Jahre)	10,0 ± 9,7
Anzahl stationärer Aufnahmen	4,1 ± 5,0 (1–20)
Anzahl vorheriger Neuroleptika	3,4 ± 2,3 (1–8)

Gründe für den Therapieabbruch von Risperidon (s. Tabelle 2d) lagen hauptsächlich in der mangelnden therapeutischen Wirksamkeit begründet (58%), Therapieresistenz unter herkömmlichen Neuroleptika war auch der Hauptgrund für das Ansetzen von Risperidon bei diesen Patienten gewesen (33%, s. Tabelle 2c), außerdem waren in je 19% EPMS und andere Nebenwirkungen (z. B. innere Unruhe) unter neuroleptischer Therapie aufgetreten. Die Behandlungsdauer betrug 25,1±17,5 Tage, die durchschnittliche Dosierung 5,2±2,1 (1–16) mg/d.

Die Patienten der Gruppe 2, bei denen Risperidon wegen mangelhafter Wirksamkeit abgesetzt wurde (auch kombiniert mit mangelnder Compliance, n=23), hatten überwiegend (n=13, 57%) chronisch paranoid-halluzinatorische Syndrome, die therapeutisch bislang nicht wesentlich zu beeinflussen gewesen waren. Unterschiede in den soziodemographischen Daten oder im Krankheitsverlauf im Vergleich zur Gesamtgruppe ließen sich nicht feststellen.

Die Patienten, bei denen Risperidon abgesetzt wurde (wegen unbefriedigender Wirksamkeit: n=9, Nebenwirkungen: n=2, unbefriedigender

Tabelle 3b. Entlassungsdiagnosen (nach DSM-III-R)

Diagnosen	n	%
290–294	1	7
295. x	11	79
davon 2	2	14
3	8	57
7	1	7
296. x	2	14
davon 0	1	7
4	1	7
Gesamt	14	100

Tabelle 3c. Beurteilung der Wirksamkeit von Clozapin (Gruppe 3 – CGI, klinische Bewertung)

Aufnahme 6,9±0,8	Vor Risperidon 6,6±1,0	Unter Risperidon 6,6±0,9	unter Clozapin 3,6±1,1*	n	%
			Deutl. Besserung	12	86
			Mäßige Besserung	2	14
			Keine Wirkung	0	0
			Verschlechterung	0	0
			Nicht beurteilbar	0	0

* $p<0,0001$

Wirksamkeit und Nebenwirkungen n=3) und die in der Folge mit Clozapin behandelt wurden (Gruppe 3, n=14), zeigten unter dieser Therapie eine deutlich positive Entwicklung. Alle Patienten erhielten Clozapin noch zum Zeitpunkt der Entlassung; bei allen Patienten hatte sich der psychopathologische Befund verbessert, bis auf einen sogar deutlich [Tabelle 3c, Median der Differenz: 2,75 (0-4), $p<0,0001$]. Die durchschnittliche Dosis betrug 327±143 (100–600) mg/d, die weitere stationäre Behandlungsdauer nach Ansetzen des Clozapins 48,0±27,8 Tage.

Diskussion

In verschiedenen Studien konnte für Risperidon im Vergleich zu klassischen Neuroleptika eine äquipotente Wirkung nachgewiesen werden (Chouinard et al. 1993; Peuskens et al. 1995). Eine Behandlung mit Risperidon weist den Vorteil verhältnismäßig geringerer und leichter zu tolerierender Nebenwirkungen auf (Chouinard et al. 1993; Livingston 1994; Peuskens et al. 1995; Umbricht u. Kane 1995). Das hängt wahrscheinlich damit zusammen, daß der potente $5HT_2$-Antagonist ($5HT_2$-Bindungsaffinität in vitro [K_i(nM)]: 0,16; $5HT_2/D_2$-Quotient: 0,05) neben der D_2-antagonistischen Komponente nur noch eine geringe α_1-adrenolytische und antihistaminerge (H_1) Rezeptoraffinität hat.

Indikationen für den Einsatz von Risperidon wurden bislang für Patienten mit EPMS unter herkömmlichen Neuroleptika, mit vorherrschender Minussymptomatik, stärkerer affektiver Symptomatik und in der Gerontopsychiatrie beschrieben. Die Wirksamkeit ist für die ersten beiden genannten Indikationen mittlerweile nachgewiesen, für die anderen sind die bislang vorliegenden Studien noch nicht aussagekräftig genug (Dwight et al. 1994; Ereshefsky 1995; Hillert et al. 1992; Jacobsen 1995; Lindenmayer 1995; Umbricht u. Kane 1995). Bezüglich der Minussymptomatik konnten in den Studien von Chouinard et al. (1993), Peuskens et al. (1995) und Umbricht u. Kane (1995) ein therapeutischer Effekt gezeigt werden. Möller et al. (1995) stellten auf der Basis der Daten der nordamerikanischen Risperidon-Studien an 523 chronisch schizophrenen Patienten mittels einer Pfadanalyse erstmals einen direkten Therapieeffekt auf die Minussymptomatik dar. Für die in mehreren Studien beschriebenen positiven Effekte auf Spätdyskinesien stehen verläßliche Studien noch aus.

In der klinischen Erfahrung scheint sich abzuzeichnen, daß die stationäre Behandlung akuter Psychosen mit ausgeprägter Plussymptomatik (besonders bei gespannten und erregten Patienten) mit Risperidon wegen der gering ausgeprägten sedierenden Komponente häufig schwierig ist und in der Regel eine Komedikation erfordert. Auf der anderen Seite können Patienten mit ausgeprägtem Antriebsverlust besonders von dieser Substanz profitieren. Für den ambulanten Bereich zeichnet sich eine gute Akzeptanz ab. Risperidon scheint in der mittelfristigen Beobachtung (1–2 Jahre) einen ausreichenden rezidivprophylaktischen Schutz bei akzeptabler Compliance zu gewährleisten (Lindström et al. 1995).

Wegen der allerdings umstrittenen Zuordnung der Substanz zu den „atypischen Neuroleptika", der geringeren Häufigkeit an EPMS und der beschriebenen Wirkung auf die Minussymptomatik stellt sich die Frage des Vergleichs mit Clozapin in Hinblick auf Wirksamkeit und Verträglichkeit. Von Vorteil für das Risperidon ist dabei der schnellere Wirkungseintritt aufgrund der Möglichkeit einer zügigen Aufdosierung, das geringere Risiko einer Agranulozytose, die damit entfallenden Anwendungsbeschränkungen und die weitestgehend fehlenden anticholinerg und antiadrenerg bedingten Nebenwirkungen wie Orthostase, Müdigkeit und Gewichtszunahme (Bondolfi et al. 1995; Ereshefsky 1995; Heinrich et al. 1994; Klieser et al. 1995). Eine gleich gute Wirksamkeit wie Clozapin bei verschiedenen Erkrankungen bzw. Syndromen ist dagegen, wie oben beschrieben, noch nicht bewiesen.

In zwei doppelblind kontrollierten Studien wurden Wirksamkeit und Nebenwirkungen der beiden Präparate vergleichend untersucht. Beide Arbeitsgruppen (Bondolfi et al, Heinrich u. Klieser) stellten bei gleicher antipsychotischer Wirksamkeit und gleicher Häufigkeit extrapyramidalmotorischer Störungen eine deutlich bessere subjektive Befindlichkeit unter

Risperidon fest. Sie beobachteten vor allem in der Clozapingruppe Gewichtszunahme, Asthenie und Müdigkeit häufiger. Insbesondere bezüglich der Nebenwirkungshäufigkeit gestaltet sich der Vergleich zwischen beiden Substanzen jedoch schwierig. Die Aufdosierung des Risperidons in den therapeutischen Bereich bzw. auf die in den Studien gewählte Dosierung (6 bzw. 8 mg/d) kann erheblich schneller erfolgen als die des Clozapins (300 bzw. 400 mg/d). Eine ähnlich zügige Aufdosierung des Clozapins erhöht das Risiko speziell der anticholinergen Nebenwirkungen. So werden einerseits der vermutete frühere Wirkeintritt unter Risperidon wie auch die höhere Nebenwirkungshäufigkeit unter Clozapin verständlich. In unserer Untersuchung wurden die Patienten, die auf Clozapin eingestellt wurden, ca. 2 Wochen später entlassen als die mit Risperidon.

Vergleichende Untersuchungen zwischen Risperidon und Clozapin beruhen bislang nur auf kasuistischen oder retrospektiven Ansätzen. Horne u. Miller (1995) berichten über 14 Patienten mit Schizophrenien oder schizoaffektiven Psychosen, die von Clozapin auf Risperidon umgestellt wurden. Von diesen verbesserten sich drei, sechs blieben unverändert, fünf Patienten verschlechterten sich dagegen (zwei mußten rehospitalisiert werden). Lacey et al. (1995) stellten den Verlauf von 2 Patienten dar, die unter Clozapintherapie stabil waren, nach Umstellung auf Risperidon aber psychotisch dekompensierten. Nach Ansicht von Cavallero et al. (1995, s. unten) ist die Clozapintherapie bei therapierefraktären Patienten deutlich wirksamer als die Behandlung mit Risperidon. McCarthy u. Terkelsen (1995) schlugen die Risperidon-Augmentation mit Clozapin bei chronischen Patienten vor und begründen diesen Vorschlag mit der Addition erwünschter Effekte bei gleichzeitiger Minimierung von Nebenwirkungen durch Dosissenkung beider Präparate.

Die Daten unserer Anwendungsbeobachtung zeigen, daß Risperidon auch bei chronisch Kranken ein gut wirksames und verträgliches Antipsychotikum ist. Angesichts einer mittleren Krankheitsdauer von über 8 Jahren und einer vielfachen Vorbehandlung mit Neuroleptika (3,1±2,4), konnten bei über 70% eine zum Teil erhebliche Verbesserung der Symptomatik erzielt werden.

Die bei unseren Patienten verabreichten durchschnittlichen Behandlungsdosen von Risperidon und Clozapin entsprechen den üblichen und empfohlenen Dosierungen dieser beiden Substanzen (Fleischhacker et al. 1994; Umbricht u. Kane 1995), wobei in Einzelfällen auch höhere Dosierungen (Risperidon bis 16 mg/d, Clozapin bis 600 mg/d) verabreicht wurden. Mit im Mittel 4–5 Wochen Behandlungsdauer dürften die Kriterien für eine suffiziente neuroleptische Behandlung erfüllt sein. Bei allen mit Risperidon behandelten Patienten war aus den Krankengeschichten ermittelt worden, ob sie in der Vorgeschichte mit Clozapin behandelt worden waren und welche Gründe zum Absetzen des Clozapins geführt hatten. Da das Clozapin zumindest 3 Monate vor Beginn der Therapie mit Risperidon abgesetzt worden war, die Patienten hernach nicht oder mit einem konventionellen Neuroleptikum behandelt wurden, können mögliche umsetzungsbedingte Veränderungen zwischen den beiden Präparaten (z. B. innere oder psychomotorische Unruhe durch Wegfall der sedierenden Wirkung des Clozapin) ausgeschlossen werden.

Speziell die Patienten der Gruppe 1 zählen mit einer mittleren Krankheitsdauer von ca. 10 Jahren, durchschnittlich 7 Hospitalisierungen und zahlreichen neuroleptischen Vorbehandlungen zu den chronisch psychisch Erkrankten. Hier stellt ein Ansprechen von 60% unter Risperidon einen guten therapeutischen Erfolg dar. Insbesondere Patienten mit nicht so florider produktiv-psychotischer Symptomatik und stärkerer affektiver Komponente scheinen auf Risperidon gut anzusprechen. Zudem wurde Risperidon von den Patienten offensichtlich gut vertragen; nur bei 9% der Patienten mußte es ausschließlich wegen unerwünschter Wirkungen abgesetzt werden. Diese Aussagen decken sich mit Ergebnissen verschiedener Autoren (Dwight et al. 1994; Hillert et al. 1992; Jacobsen 1995), die bei Patienten mit wahnhafter Depression, Manie oder schizoaffektiver Psychose über gute Behandlungsergebnisse mit Risperidon berichten.

Andererseits führte Clozapin bei den mit Risperidon nur mit ungenügendem Erfolg behandelten Patienten zu einer wesentlichen Besserung; besonders Patienten mit chronisch paranoid-halluzinatorischen Schizophrenien profitierten z.T. sehr deutlich. Die Befunde von Cavallaro et al. (1995) weisen in die gleiche Richtung; in ihrer Untersuchung wurden therapieresistente schizophrene Patienten vor einer Clozapintherapie mit Risperidon behandelt. Knapp die Hälfte dieser Kranken zeigten keine „Response" auf Risperidon; alle Patienten besserten sich aber unter anschließender Clozapintherapie.

Bereits 1971 haben Angst et al. die besonders ausgeprägte Wirkung des Clozapins auf die Symptome Wahn, Denkstörungen und Erregung beschrieben. Als Prädiktor für ein gutes Ergebnis erkannten Lieberman et al. (1994) neben dem Auftreten von EPMS unter klassischen Neuroleptika die Diagnose einer paranoiden Schizophrenie. Über eine deutliche Überlegenheit des Clozapins im Vergleich zu allen anderen Neuroleptika bei chronisch paranoid-halluzinatorischen Syndromen berichten eine Vielzahl weiterer Autoren (Breier et al. 1994; Claghorn et al. 1987; Clozapine Study Group 1993; Kane 1992; Kane et al. 1988; Naber et al. 1992; Pickar et al. 1994).

Zusammenfassung

Beide Präparate – Clozapin und Risperidon – haben offensichtlich eine gute Wirksamkeit bei chronischen Psychosen. Wahrscheinlich wird jedes der beiden Präparate bei einzelnen Patienten mit den hier geschilderten Krankheitsbildern Vorteile gegenüber dem anderen haben. Wenn auch vom methodischen Standpunkt Vorbehalte gegenüber unseren Ergebnissen vorgebracht werden können (retrospektive Anwendungsbeobachtung, geringe Fallzahl, Möglichkeit eines Negativ-Bias zu Ungunsten des Risperidon wegen der langjährigen guten Erfahrungen mit Clozapin in der Münchener Universitätsklinik), so sind doch einige für die praktische Therapie wichtige Feststellungen möglich:

1. Risperidon wird bei niedriger und mittlerer Dosierung im allgemeinen gut vertragen. Es hat nicht die von manchen Patienten unter Clozapinbehandlung beklagten Nebenwirkungen Müdigkeit, Gewichtszunahme und Kreislaufreaktionen.
2. Auch wenn aus der vorliegenden retrospektiven Anwendungsbeobachtung für den eingehaltenen Risperidon-Dosierungsbereich nicht auf ein hohes Risiko hinsichtlich extrapyramidalmotorischer Nebenwirkungen geschlossen werden kann, muß dieser Gesichtspunkt bei künftigen Untersuchungen und in der praktischen Therapie weiterhin sorgfältig beobachtet werden. Erst dann wird endgültig zu beurteilen sein, ob Risperidon in dieser Beziehung [Fehlen extrapyramidalmotorischer Nebenwirkungen und – damit zusammenhängend – kein Risiko für die Manifestation „Später Hyperkinesien" (tardive dyskinesia)] an das nun schon länger als 20 Jahre gründlich untersuchte Clozapin heranreicht.
3. Es ist möglich, daß Patienten mit geringer Plussymptomatik und stärkerer affektiver Symptomatik besonders gut auf Risperidon ansprechen, während Clozapin bei der Behandlung von Patienten mit einer therapieresistenten, chronischen paranoid-halluzinatorischen Psychose überlegen ist.
4. Wenn eine Risperidonbehandlung – aus welchen Gründen auch immer – beendet werden muß, ist es in jedem Fall sinnvoll und aussichtsreich, eine weitere Therapie mit Clozapin anzuschließen. Bei 14 Patienten, bei denen Risperidon abgesetzt worden war, war bei allen Patienten durch die nachfolgende Clozapintherapie eine (zumeist deutliche) Besserung zu erreichen.

Literatur

Angst J, Bente D, Berner P et al. (1971) Das klinische Wirkungsbild von Clozapin Pharmakopsychiat 13:201–211
Bondolfi G, Baumann P, Patris M, et al. (1995) A randomized double-blind trial of risperidone versus clozapine for treatment-resistant chronic schizophrenia Workshop on: Critical issues in the treatment of schizophrenia: "Campaign on schizophrenia 1995", Florenz 1995, pp 174–175
Breier A, Buchanan RW, Kirkpatrick B et al. (1994) Effects of clozapine on positive and negative symptoms in outpatients with schizophrenia. Am J Psychiatry 151:20–26
Cavallaro R, Colombo C, Smeraldi E (1995) A pilot, open study on the treatment of refractory schizophrenia with risperidone and clozapine. Hum Psychopharmacol 10: 231–234
Chouinard G, Jones B, Remington G, et al. (1993) A canadian multicenter placebo-controlled study of fixed doses of risperidone and haloperidol in the treatment of chronic schizophrenic patients. J Clin Psychopharmacol 13:25–40

Claghorn J, Honigfeld G, Abuzzahab FS, et al. (1987) The risk and benefits of clozapine versus chlorpromazine. J Clin Psychopharmacol 7:377-384
Clozapine Study Group (1993) The safety and efficacy of clozapine in severe treatment-resistant schizophrenic patients in the UK. Br J Psychiatry 163:150-154
Dwight MM, Keck PE, Stanton SP et al. (1994) Antidepressant activity and mania associated with risperidone treatment of schizoaffective disorder. Lancet 344:554-555
Ereshefsky L (1995) Treatment strategies for schizophrenia. Psychiatric Annals 25: 285-296
Fleischhacker WW, Hummer M, Kurz M et al. (1994) Clozapine dose in the United States and Europe: implications for therapeutic and adverse effects. J Clin Psychiatry 55 (Suppl):78-81
Grohmann R, Schmidt LG, Spieß-Kiefer C, Hippius H (1989) Agranulocytosis and significant leukopenia with neuroleptic drugs: results from the AMÜP program Psychopharmacology 99:109-112
Heinrich K, Klieser E, Lehmann E et al. (1994) Risperidone versus clozapine in the treatment of schizophrenic patients with acute symptoms: a double-blind randomized trial. Prog Neuropsychopharmacol Biol Psychiatry 18:29-37
Hillert A, Maier W, Wetzel H, Benkert O (1992) Risperidone in the treatment of disorders with a combined psychotic and depressive syndrome - a functional approach. Pharmacopsychiatry 25:213-217
Hippius H, Stille G (1971) Kritische Stellungnahme zum Begriff der Neuroleptika (anhand von pharmakologischen und klinischen Befunden mit Clozapin). Pharmacopsychiatry 4:182-191
Horne RL, Miller F (1995) Outcome in patients switched from clozapine to risperidone 148. Meeting der American Psychiatric Association, Miami 1995:175
Jacobsen FM (1995) Risperidone in the treatment of affective illness and obsessive-compulsive disorder. J Clin Psychiatry 56:423-429
Kane JM (1992) Clinical efficacy of clozapine in treatment-refractory schizophrenia: an overview. Br J Psychiatry 160 (Suppl):41-45
Kane J, Honigfeld G, Singer J, Meltzer H et al. (1988) Clozapine for the treatment-resistant schizophrenic: a double-blind comparison with chlorpromazine. Arch Gen Psychiatry 45:789-796
Klages U, Hippius H, Müller-Spahn F (1993) Atypische Neuroleptika: Pharmakologie und klinische Bedeutung. Fortschr Neurol Psychiatr 61:390-398
Klieser E, Lehmann E, Kinzler E et al. (1995) Randomized, double-blind, controlled trial of risperidone versus clozapine in patients with chronic schizophrenia. J Clin Psychopharmacolgy 15:45S-51
Klimke A, Klieser E (1995) Das atypische Neuroleptikum Clozapin (Leponex) - aktueller Kenntnisstand und neuere klinische Aspekte. Fortschr Neurol Psychiat 63:173-193
Lacey RL, Preskorn SH, Jerkovich GS (1995) Is risperidone a substitute for clozapine for patients who do not respond to neuroleptics? Am J Psychiatry;152:1401
Lieberman JA, Safferman AZ, Pollack S et al. (1994) Clinical effects of clozapine in chronic schizophrenia: response to treatment and predictor of outcome. Am J Psychiatry 151:1744-1752
Lindenmayer JP (1995) New pharmacotherapeutic modalities for negative symptoms in psychosis. Acta Psychiatr Scand (Suppl) 91/388:15-19
Lindström E, Eriksson B, Hellgren A et al. (1995) Efficacy and safety of risperidone in the long-term treatment of patients with schizophrenia. Clin Ther 17: 402-412
Livingston MG (1994) Risperidone. Lancet 343:457-460
McCarthy RH, Terkelsen KG (1995) Risperidone augmentation of clozapine Pharmacopsychiatry 28:61-63

Miller DD, Perry PJ, Cadoret RJ, Andreasen NC (1994) Clozapine's effect on negative symptoms in treatment-refractory schizophrenics. Comprehensive Psychiatry 35:8–15

Möller HJ, Müller H, Borison RL, Schooler NR, Chouinard G (1995) A path-analytical approach to differentiate between direct and indirect drug effects on negative symptoms in schizophrenic patients. Eur Arch Psychiatry Clin Neurosci 245: 45–49

Möller HJ (1996) Treatment of schizophrenia: state of the art. Eur Arch Psychiatry Clin Neurosci 246:229–234

Naber D, Holzbach R, Perro C, Hippius H (1992) Clinical management of clozapine patients in relation to efficacy and side-effects. Br J Psychiatry 160 (Suppl):54–59

Naber D (1995) Praktischer Umgang mit Clozapin in: Naber D, Müller-Spahn F (Hrsg) Clozapin. Pharmakologie und Klinik eines atypischen Neuroleptikums – Erfahrungen bei Therapieresistenz, Minussymptomatik, Rezidivprophylaxe und Langzeitbehandlung. Springer, Verlag, Berlin Heidelberg New York Tokyo, S 1–8

Pajonk F-G, Naber D (1996) Atypische Neuroleptika in der Behandlung schizophrener Psychosen. Arzneimitteltherapie 14:80–84

Peuskens J, the Risperidone Study Group (1995) Risperidone in the treatment of patients with chronic schizophrenia: a multinational, multi-centre, double-blind, parallel-group study versus haloperidol. Br J Psychiatry 166:712–726

Pickar D, Owen RR, Litman RE et al (1994) Predictors of clozapine response in schizophrenia. J Clin Psychiatry 55 (Suppl):129–132

Umbricht D, Kane JM (1995) Risperidone: efficacy and safety. Schiz Bull 21:593–606

Zur Diagnostik und Therapie bei schizophrenen Psychosen des Kindes- und Jugendalters

E. SCHULZ, M. MARTIN, C. FLEISCHHAKER und H. REMSCHMIDT

Klassifikation und Diagnostik

Psychosen sind im Kindesalter selten auftretende Erkrankungen, die einer sehr genauen differentialdiagnostischen Abklärung bedürfen. Ungefähr 0,5 bis 1% aller schizophrenen Psychosen beginnen vor dem 10. und etwa 4% vor dem 15. Lebensjahr. Im Jugendalter und der Adoleszenz kommt es dann zu einem bemerkenswerten Häufigkeitsanstieg, wobei sich ca. 22% aller Ersterkrankungen mit einer Schizophrenie zwischen dem 15. und 19. Lebensjahr manifestieren (Remschmidt 1993).

Die kindlichen Psychosen lassen sich in die Gruppe des frühkindlichen Autismus, mit einer fehlenden Beziehung zur Schizophrenie, in die sog. desintegrativen Psychosen des Kindesalters als hirnorganische Störungen und die kindlichen Formen der Schizophrenie einteilen. Im Hinblick auf das Alter bei Erstmanifestation einer schizophrenen Psychose erscheint eine Untergliederung in die Frühmanifestationen mit Beginn vor dem 14. Lebensjahr („very-early-onset-schizophrenia") sinnvoll, um entwicklungspsychopathologischen Gegebenheiten dieser Altersgruppe besser Rechnung tragen zu können. Tabelle 1 veranschaulicht diese Zusammenhänge zwischen klinischem Syndrom, Manifestationsalter und den Beziehungen zur Schizophrenie des Erwachsenenalters (Remschmidt et al. 1994).

Unter Berücksichtigung von Alter und Entwicklungsstand läßt sich zeigen, daß tiefgreifende frühkindliche Entwicklungsstörungen, wie der frühkindliche Autismus, keine unmittelbare Beziehung zur Schizophrenie aufweisen und somit auch nicht als deren „Frühformen" angesehen werden können. Die derzeitigen Klassifikationsschemata (ICD-10, WHO 1991; DSM-III-R, APA 1987) betrachten dementsprechend die schizophrenen Psychosen des Kindes- und Jugendalters als Frühformen und Varianten der Schizophrenie des Erwachsenenalters. Aufgrund der weiterhin unbekannten Ätiologie der schizophrenen Psychosen orientieren sich die diagnostischen Leitlinien an der Symptomatologie unter Berücksichtigung der relevanten *Differentialdiagnosen*. Den schizophrenen Psychosen werden dabei exogene (körperlich begründbare) psychotische Zustandsbilder sowie psychogene Ausnahmezustände beispielsweise im Rahmen von hysterischen und phobischen Dekompensationen gegenübergestellt. Bei Kindern finden sich darüber hinaus *psychogene Ausnahmezustände*, die eine differentialdiagnostische Abgrenzung zur Schizophrenie erfordern. Hierbei handelt es sich um schwere Deprivationssyndrome, Miß-

Tabelle 1. Klinisches Syndrom und Manifestationsalter bei Psychosen des Kindes- und Jugendalters und deren Beziehung zur Schizophrenie des Erwachsenenalters

Klinisches Syndrom	Manifestationsalter	Beziehung zur Schizophrenie
Autismus (Kanner 1943)	Bis zum 3. Lebensjahr	Keine
Autismus (Asperger 1944)	Manifestation in den ersten sechs Lebensjahren	Fraglich
Frühkindliche Katatonie (Leonhard 1986)	Manifestation in den ersten sechs Lebensjahren	Wahrscheinlich
Präpuberale Schizophrenie (Stutte 1969)	Manifestation in der Präpubertät	Vorhanden
„Very-early-onset-schizophrenia"	Manifestation vor dem 14. Lebensjahr	Vorhanden
„Early-onset-schizophrenia"	Manifestation zwischen dem 14. und 18. Lebensjahr	Vorhanden

handlung und sexuellen Mißbrauch, akute Belastungsreaktionen und Anpassungsstörungen infolge vorausgegangener anderer traumatischer Erlebnisse. Diese reaktiven Störungsbilder dürfen nicht mit schizophrenen Psychosen verwechselt oder gar fälschlicherweise als kurzandauernde schizophrene Psychosen mißdeutet werden. Ähnliches gilt, speziell bei jüngeren Kindern für Tagtraumbilder, Sinnestäuschungen, nächtliche Angstattacken (Pavor nocturnus) und Phantasiegebilde (Remschmidt et al. 1996). Im Jugendalter stellen *drogeninduzierte Psychosen* eine weitere wichtige Differentialdiagnose dar. Zusätzlich gilt es in dieser Altersgruppe sog. *Adoleszentenkrisen* von den schizophrenen Psychosen abzugrenzen (Remschmidt u. Martin 1992). Bei diesen Krisen handelt es sich um Normvarianten des Erlebens und Verhaltens in Form von Selbstwertskrupeln, Schuldgefühlen, Insuffizienzgefühlen, körperlichen und seelischen Selbstwertkonflikten aus denen auf der Verhaltensebene nicht selten selbstverletzendes Verhalten, Suizidversuche, Weglaufen und oppositionelles Verhalten resultieren. Affektive Psychosen (depressive und manische Syndrome), sich entwickelnde Persönlichkeitsstörungen, schwere Zwangssyndrome und gelegentlich auch atypische Formen der Magersucht gehören bei jugendlichen Patienten mit in das Spektrum der differentialdiagnostischen Erwägungen.

Zur Symptomatik

Bereits im Kindesalter lassen sich die Kernsymptome der Schizophrenie feststellen (Kolvin et al. 1971; Russel et al. 1989; Green et al. 1992). Dabei zeigen sich in der Gruppe der 5–11 Jahre alten mit einer schizophrenen Psychose erkrankten Kinder (Tabelle 2) in ca. 80% der Fälle akustische Halluzinationen, gefolgt von Wahnphänomenen (55–63%), formalen

Tabelle 2. Zur Symptomatik von schizophrenen Psychosen mit Manifestation im Kindesalter

	Kolvin et al. (1971)	Russell et al. (1989)	Green et al. (1992)
n	33	35	38
Männlich/weiblich	24/9	24/11	26/12
Alter in Jahren	11,1	9,5	9,6
(Altersspanne)	(5–15)	(4,8–13,3)	(5,7–11,11)
Symptomatik (%)			
Akustische Halluzinationen	82	80	84,2
Optische Halluzinationen	30	37	47,4
Wahn	58	63	55,3
Denkstörungen	60	40	100,0

Denkstörungen (40–100%), optischen Halluzinationen (30–47%), und Affektveränderungen (ca. 70%). Im Hinblick auf die klinischen Subtypen überwiegen dabei im Kindes- und Jugendalter die paranoid-halluzinatorischen, hebephrenen und undifferenzierten Formen, während typische katatone Schizophrenien nur selten beschrieben werden.

Unabhängig von den klinischen Subtypen der Erkrankung, lassen sich die schizophrenen Psychosen auch durch den Ausprägungsgrad sog. positiver und negativer Symptome näher beschreiben. Das Konzept der *positiven (Typ-I)* und *negativen (Typ-II)* Schizophrenie erscheint dabei für die Behandlung und den Verlauf der Schizophrenie im Kindes- und Jugendalter von besonderer Relevanz (Remschmidt et al. 1991; Schulz et al. 1994). Negative Symptome finden sich vermehrt im Rahmen von schizophrenen Psychosen bei jüngeren Kindern (5–10 Jahre) sowie prämorbid bei Kindern und Jugendlichen mit später chronischem Verlauf der Erkrankung. Anhand von retrospektiven und prospektiven Studien konnte gezeigt werden, daß den negativen Symptomen eine wichtige verlaufsprädizierende Bedeutung beigemessen werden kann. Bestimmen negative Symptome das Krankheitsgeschehen, so zeigt sich sowohl im stationären Behandlungsverlauf als auch unter rehabilitativen Bedingungen eine deutlich ungünstigere Prognose. Dies dürfte im wesentlichen damit zusammenhängen, daß negative Symptome schlechter auf die neuroleptische Medikation ansprechen und nur schwer durch psychotherapeutische und sozial-rehabilitative Maßnahmen zu beeinflussen sind.

Vulnerabilität und Streßfaktoren

Im Hinblick auf die Frühmanifestation einer schizophrenen Psychose kann nach heutigem Kenntnisstand davon ausgegangen werden, daß eine bei dem Patienten bestehende Vulnerabilität und Merkmale der prämorbiden Persönlichkeit, mit belastenden Lebensereignissen und familiären Einflußfaktoren in Wechselbeziehung stehen und das Scheitern an alterstypischen Bewältigungsaufgaben mit zur Dekompensation in die Psychose beitragen kann. Die wesentlichen Merkmale einer erhöhten Vulnerabilität lassen sich dabei folgendermaßen zusammenfassen (Remschmidt 1993; Schulz et al. 1994):

- Hinweise auf prä- und perinatal erworbene Hirnschädigung und -funktionsstörung, wobei zusätzlich der qualitative Nachweis einer in limbischen Arealen des Gehirns gestörten Zytoarchitektur für eine dysontogenetische Störung der Hirnmaturation spricht.
- Eine deutliche genetische Belastung: Familien- und Zwillingsstudien finden ein Morbiditätsrisiko von bis zu 48% für homozygote Zwillinge, von ca. 46% für Kinder beider erkrankter Elternteile und von ca. 17% für Kinder mit einem an Schizophrenie erkrankten Elternteil. Demgegenüber liegt das Risiko in der Allgemeinbevölkerung bei etwa 1%.
- Kinder schizophren erkrankter Eltern zeigen bereits im frühen Kindesalter gehäuft Auffälligkeiten bei kognitiven Parametern, wie der selektiven und anhaltenden Aufmerksamkeit, der Ablenkbarkeit und der Identifizierung von Stimuli aus einem Hintergrund.
- Das Ausmaß der bei diesen Risikokindern nachgewiesenen Informationsverarbeitungsstörung zeigt unter Verlaufsbeobachtung im Jugendalter eine deutliche Beziehung zu Einschränkungen der sozialen Anpassung und Kompetenz (Kontaktverhalten, Fähigkeit zu Freundschaften, schulische und soziale Integration).
- Risikokinder zeigen zusätzlich zu den neuropsychologischen Auffälligkeiten vermehrt Störungen neuromotorischer und sensorischer Funktionen, die möglicherweise in einem Zusammenhang mit intrauterinen und perinatalen Hirnschädigungen stehen.
- Kinder und Jugendliche mit einem erhöhten Risiko für das Auftreten einer schizophrenen Psychose sehen sich gehäuft psychosozialen Stressoren, wie lebensverändernden Ereignissen und einem kritischen oder emotional überinvolvierten intrafamiliären Beziehungsklima ausgesetzt.

Verlauf und Prognose

Im Gegensatz zur Schizophrenie des Erwachsenenalters gibt es nur wenige Studien zum Verlauf und zur Prognose schizophrener Psychosen im Kindes- und Jugendalter. Die bislang vorliegenden Untersuchungsergebnisse (Gillberg et al. 1993; Krausz 1990; Schmidt u. Blanz 1992) belegen jedoch einen im Vergleich zum Erwachsenenalter deutlich ungünstigeren Verlauf. Zwischen 49–78% (je nach Altersgruppe und Katamnesezeitraum) der zum Zeitpunkt der Erkrankung 7–19 Jahre alten Patienten

Tabelle 3. Einige der wichtigsten Verlaufsprädiktoren bei schizophrenen Psychosen des Kindes- und Jugendalters

- Prämorbide Persönlichkeit und soziale Adaptation
- Vorhandensein oder Fehlen von Entwicklungsstörungen
- Alter bei Ersterkrankung
- Akuter versus schleichender Beginn der Symptomatik
- Ausmaß der kognitiven Störungen
- Überwiegen von negativen Symptomen der Schizophrenie
- Ausmaß der Depressivität

zeigten bereits in der Adoleszenz und im jungen Erwachsenenalter schwere chronische Verläufe mit ausgeprägter sozialer Beeinträchtigung. Tabelle 3 faßt einige der wichtigsten Verlaufsprädiktoren zusammen (Schulz et al. 1994).

Patienten, die prämorbid sozial aktiv, intelligent und gut integriert waren, haben eine bessere Prognose als jene, die bereits im Kindesalter kognitive Auffälligkeiten und Entwicklungsstörungen zeigten und zu introvertiertem Verhalten mit Kontaktscheu und Zurückgezogenheit neigten. Ein frühes Ersterkrankungsalter (vor dem 14. Lebensjahr), ein schleichender Erkrankungsbeginn und ein deutliche Negativsymptomatik lassen einen ungünstigen Verlauf der Erkrankung im Kindes- und Jugendalter erwarten.

Behandlungsmaßnahmen

Die Behandlungsmaßnahmen schizophrener Psychosen müssen in einen Gesamtplan integriert werden und umfassen im Kindes- wie im Jugendalter folgende Aspekte:

- die medikamentöse Akutbehandlung und Rückfallprophylaxe,
- psychotherapeutische Maßnahmen,
- familienbezogene Maßnahmen,
- spezifische Rehabilitationsmaßnahmen.

Auf die psychotherapeutischen und rehabilitativen Therapieansätze bei Kindern und Jugendlichen mit einer schizophrenen Psychose kann im Rahmen dieses Artikels nicht näher eingegangen werden (zur Übersicht: Remschmidt et al. 1996b).

Die medikamentöse Behandlung schizophrener Psychosen im Kindes- und Jugendalter erfolgt sehr stark in Anlehnung an das pharmakotherapeutische Vorgehen bei erwachsenen Patienten. Trotz des nachgewiesenen großen therapeutischen Nutzens der Neuroleptika für die Behandlung schizophrener Psychosen im Kindes- und Jugendalter, zeichnen sich speziell konventionelle Neuroleptika durch eine hohe Rate an schwerwiegenden Nebenwirkungen aus. Am häufigsten finden sich dabei Dyskinesien und Akathisien (Remschmidt et al. 1994). Durch eigene Vorarbeiten konnte gezeigt werden, daß Clozapin bei der Behandlung von Frühmanifestationen der Schizophrenie ein von herkömmlichen Neuroleptika abweichendes Wirkprofil aufweist (Siefen u. Remschmidt 1986; Schulz et al. 1994a, b; Schulz et al. 1996). Im Rahmen unserer bislang durchgeführten Studien wurde Clozapin entsprechend den Richtlinien der kontrollierten klinischen Anwendung nur nach vorheriger Non-Response auf klassische Neuroleptika verabreicht, was eine hohe Selektion der Stichproben bedingt. Gerade hierbei zeigte sich, daß Non-Response auf konventionelle Neuroleptika im Jugendalter (ca. 40% aller behandelten Patienten) in einem hohen Maße mit erheblichen extrapyramidalmotorischen Nebenwirkungen einhergeht (Remschmidt et al. 1994). Nach Umstellung auf Clozapin wurde von uns und anderen Untersuchergruppen nur über das gelegentliche Auftreten von Akathisien, Tremor und extrapyramidalmotorischen Symptomen berichtet (Siefen u. Remschmidt 1986; Remschmidt et al. 1992; Schmidt et al. 1989). Für das Auftreten von Spätdyskinesien nach Behandlungsbeginn mit Clozapin im Jugendalter ergeben sich bislang keine Hinweise. Dies ist um so mehr von Bedeutung, als Clozapin in dieser Altersgruppe lege artis nicht als Mittel der ersten Wahl verabreicht werden kann, also stets eine Vorbehandlung mit konventionellen Neuroleptika erfolgen mußte.

Die Raten für das Auftreten von Spätdyskinesien bei neuroleptisch behandelten Kindern und Jugendlichen schwanken zwischen 8–50% (Campbell et al. 1983; Gualtieri et al. 1984, 1986; McClellan u. Werry 1994), wobei es sich nicht um kontrollierte Studien handelte und sehr heterogene Patientengruppen (autistische Kinder, geistige Behinderung, hirnorganische Psychosyndrome und Psychosen) untersucht wurden.

40 Patienten, die bis Oktober 1993 ein zweijähriges Follow-up abgeschlossen hatten wurden von uns systematisch auf Dyskinesien hin untersucht. Von den 40 prospektiv untersuchten Jugendlichen wurden 20 Patienten mit Clozapin behandelt. In dieser Gruppe fanden sich während der zweijährigen Beobachtungszeit (10 Untersuchungen) keinerlei extrapyramidalmotorische Nebenwirkungen oder gar Spätdyskinesien. In der mit konventionellen Neuroleptika therapierten Gruppe (n=20) traten im ersten Jahr des Follow-up in zwei Fällen Spätdyskinesien auf (5%) und im zweiten Jahr in sieben Fällen (17,5%). Sechs der sieben Patienten mit Spätdyskinesien zeigten buccolinguale Dyskinesien, ein Patient zusätzlich Dyskinesien der oberen und unteren Extremitäten und bei einem Patienten waren die Dyskinesien auf Rumpf und obere Extremitäten beschränkt. Toenissen et al. (1985) beschreiben den steilsten Anstieg der 50% Prävalenz der Spätdyskinesien in den ersten drei Jahren der Behandlung. Die vorläufigen Ergebnisse unserer Pilotstudie weisen in eine ähnliche Richtung.

Die Untersuchung beinhaltet die *standardisierte körperlich/neurologische Untersuchung* (entsprechend dem an unserer Klinik verwendeten Untersuchungsplan), ergänzt durch die international gebräuchliche *Abnor-

mal Involuntary Movement Scale (Guy 1976). Die entsprechenden *Forschungskriterien für Spätdyskinesien* müssen dabei Berücksichtigung finden (Schooler u. Kane 1982; Remschmidt et al. 1996b):

1. Mindestens dreimonatige kontinuierliche Gabe eines Neuroleptikums,
2. der Nachweis von mindestens mittelschwer ausgeprägten abnormen unwillkürlichen Bewegungen in einer oder mehreren Körperpartien (Gesicht, Lippen, Kiefer, Zunge, obere und untere Extremitäten und Stamm) sowie mindestens schwach ausgeprägte Bewegungen in zwei oder mehr Körperpartien,
3. Verwendung eines standardisierten Instruments, wie die Abnormal Involuntary Movement Scale,
4. Ausschluß anderer für die abnormen Bewegungen ursächlicher Faktoren.

Bezüglich der *Differentialdiagnosen* (Punkt 4 der Kriterien) sei auf eine entsprechende Zusammenfassung verwiesen (Remschmidt et al. 1996a). Dabei sind für das Kindes- und Jugendalter Tics, Stereotypien, Rituale und Zwangsphänomene im Zusammenhang mit der Psychose von besonderer Relevanz.

Unter Berücksichtigung des in dieser Altersgruppe, verglichen mit Erwachsenen, nahezu doppelt so hohen Risikos einer Chronifizierung der Erkrankung, erhalten sog. atypische Substanzen eine besondere Relevanz für die Behandlung im Kindes- und Jugendalter. Das im Bereich der Kinder- und Jugendpsychiatrie bislang am besten evaluierte atypische Neuroleptikum ist das Clozapin (Leponex). Aufgrund des, verglichen mit konventionellen Neuroleptika, höheren Agranulozytoserisikos, unterliegt die Substanz der kontrollierten klinischen Anwendung. Indikationsstellung und Durchführung der Behandlung mit Clozapin wurden für die Kinder- und Jugendpsychiatrie im Rahmen einer Konsensuskonferenz festgelegt (Elliger et al. 1994). Wegen seines atypischen Wirkprofils sind die unter klassischer Neuroleptikagabe häufigen extrapyramidalmotorischen Nebenwirkungen (Dyskinesien, Akathisie, Parkinsonoid) unter der Behandlung mit Clozapin äußerst selten. Die durch konventionelle Neuroleptika bedingten Spätdyskinesien, für die derzeit noch keine Behandlung möglich ist, wurden bislang auch unter langjähriger Clozapingabe nicht beobachtet. Darüber hinaus erweist sich Clozapin auch als wirksam gegenüber den negativen Symptomen im Rahmen chronischer Verläufe der Schizophrenie. Kognitive Faktoren, wie Aufmerksamkeit und Konzentrationsfähigkeit werden unter dem atypischen Neuroleptikum verbessert – ein Aspekt, der speziell für die noch in Schule und Lehre befindlichen Kinder und Jugendlichen von großer Relevanz ist.

Entsprechend den Richtlinien der Konsensuskonferenz ist die Gabe von Clozapin indiziert, wenn konventionelle Neuroleptika sich als unwirksam erweisen oder aufgrund ihrer Nebenwirkungen für den Patienten nicht zumutbar sind. Bei Risikopatienten (Anfallsleiden, kardiovaskuläre Erkrankungen) sollte vor der Therapie mit Clozapin eine besonders sorgfältige Nutzen-Risko-Abwägung erfolgen. Vor Beginn der Therapie sind das Anfertigen von Blutbild, Differentialblutbild, Ableitungen von EEG und EKG sowie die ausführliche körperlich-neurologische Untersuchung, ergänzt durch die übliche Laborroutine, obligate Maßnahmen. Wegen des gegenüber konventionellen Neuroleptika erhöhten Agranulozytoserisikos erfolgen Blutbild- und Differentialblutbildkontrollen zunächst für einen Zeitraum von 18 Wochen in wöchentlichen Abständen, danach mindestens einmal im Monat. Bei Fieber und Infektzeichen ist umgehend ein Differentialblutbild durchzuführen. Generell muß die Clozapintherapie sofort beendet werden, wenn die Leukozytenzahl unter 3000 bzw. die Zahl der neutrophilen Granulozyten unter $1500/mm^3$ abfällt.

Wegen der möglichen Provokation von Krampfanfällen empfiehlt es sich, regelmäßige EEG-Kontrollen durchzuführen. Bei Erwachsenen wurde in Einzelfällen über das Auftreten einer Myokarditis unter Clozapintherapie berichtet. Aus diesem Grunde gilt es kardialen Beschwerden des jugendlichen Patienten mit größter Sorgfalt nachzugehen. EKG-Kontrollen sollten daher Bestandteil der Verlaufsdiagnostik sein.

Grundsätzlich sollte die Einstellung und Ersttherapie von Kindern und Jugendlichen mit Clozapin nur in Fachkliniken mit entsprechendem Erfahrungshintergrund erfolgen. Die Dosierung erfolgt einschleichend mit zunächst 12,5 mg. Eine Monotherapie ist anzustreben. Die Serumspiegeluntersuchung von Clozapin und seiner Hauptmetabolite ist zu empfehlen, wenn schon bei niedrigen Anfangsdosen verstärkt Nebenwirkungen auftreten. Desweiteren, wenn bei hohen Dosen keine Wirksamkeit zu erkennen ist. Während der Akutbehandlung von Kindern und Jugendlichen waren nach bisherigen Erfahrungen durchschnittliche Tagesdosen um 400 mg ausreichend. Abbildung 1 faßt den Behandlungsplan im Rahmen der stationären Therapie zusammen.

Etwa 40% der Kinder und Jugendlichen, die an einer Schizophrenie erkranken, können aufgrund der Chronifizierung ihrer Erkrankung oder aufgrund ausgeprägter Störungen innerhalb der Familie nach der stationären Behandlung nicht unmittelbar ihre schulische und berufliche Tätigkeit wieder aufnehmen und auch nicht in das häusliche Milieu zurückkehren (Remschmidt u. Martin 1992). Für diese Gruppe ist ein Rehabilitationsprogramm erforderlich, das zum Ziel hat, die Patienten nach einer ein- bis zweijährigen Rehabilitationsphase wieder in ihre gewohnte Umgebung zu integrieren oder für sie und mit ihnen gemeinsam eine neue Perspektive der schulischen und beruflichen Förderung zu erarbeiten. Es hat sich gezeigt, daß dieses Rehabilitationsprogramm den Störungen der Patienten angemessen ist und eine schrittweise Rückführung in den schulischen, beruflichen und familiären Bereich ermöglicht (Martin u. Remschmidt 1983, 1984; Martin 1991). Dabei werden die im Rahmen der schizophrenen Psychose aufgetretenen psychosozialen Defizite, wie Kontaktstörungen, Ängste vor Anforderungen und verminderte schulische und berufliche Belastbarkeit, abgebaut und unter Fortführung der neuroleptischen Medikation eine wirkungsvolle Rückfallprophylaxe betrieben.

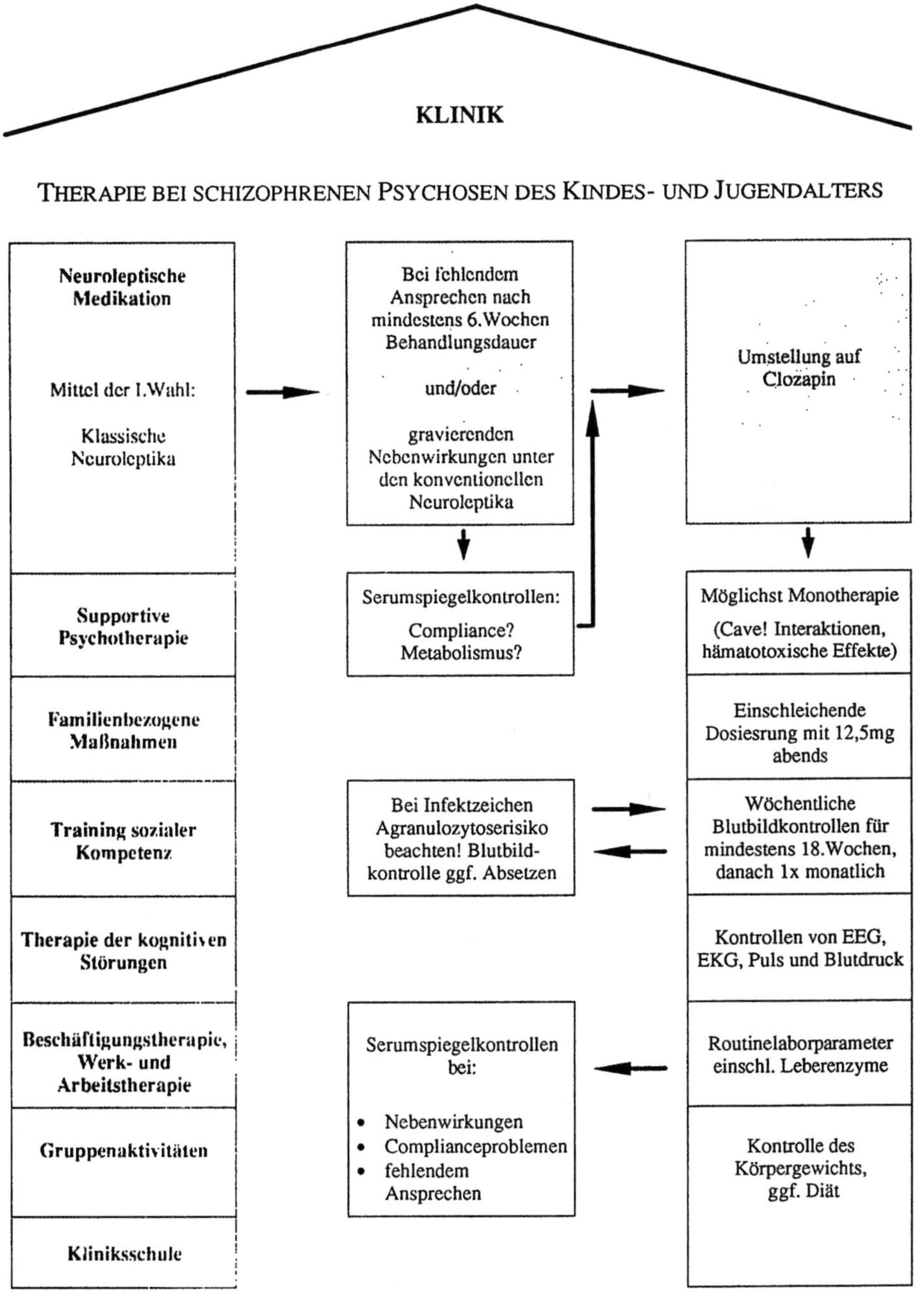

Zur Diagnostik und Therapie bei schizophrenen Psychosen

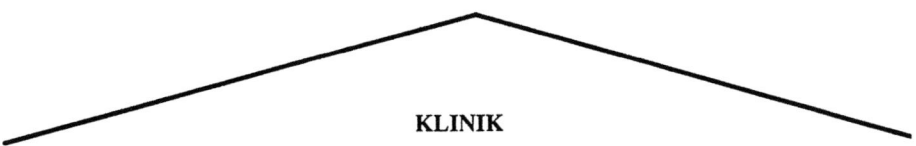

THERAPIE BEI SCHIZOPHRENEN PSYCHOSEN DES KINDES- UND JUGENDALTERS

Neuroleptische Medikation Mittel der 1.Wahl: Klassische Neuroleptika	Bei fehlendem Ansprechen nach mindestens 6.Wochen Behandlungsdauer und/oder gravierenden Nebenwirkungen unter den konventionellen Neuroleptika	Umstellung auf Clozapin
Supportive Psychotherapie	Serumspiegelkontrollen: Compliance? Metabolismus?	Möglichst Monotherapie (Cave! Interaktionen, hämatotoxische Effekte)
Familienbezogene Maßnahmen		Einschleichende Dosierung mit 12,5mg abends
Training sozialer Kompetenz	Bei Infektzeichen Agranulozytoserisiko beachten! Blutbildkontrolle ggf. Absetzen	Wöchentliche Blutbildkontrollen für mindestens 18.Wochen, danach 1x monatlich
Therapie der kognitiven Störungen		Kontrollen von EEG, EKG, Puls und Blutdruck
Beschäftigungstherapie, Werk- und Arbeitstherapie	Serumspiegelkontrollen bei: • Nebenwirkungen • Complianceproblemen • fehlendem Ansprechen	Routinelaborparameter einschl. Leberenzyme
Gruppenaktivitäten		Kontrolle des Körpergewichts, ggf. Diät
Klinikschule		

Abb. 1. Zur Therapie bei schizophrenen Psychosen des Kindes- und Jugendalters

Ergebnisse zu Serumspiegelbestimmungen von Clozapin und seiner Hauptmetabolite

Zur Optimierung der Arzneimittelsicherheit während einer Clozapintherapie bei jugendlichen Patienten führen wir ein Monitoringsystem unter Einschluß von Serumspiegelbestimmungen des atypischen Neuroleptikums durch.

Das von uns gewählte Vorgehen zur Bestimmung von Clozapin und seiner Hauptmetabolite im Serum basiert auf einer eigens entwickelten HPLC-Methode mit elektrochemischer Detektion bei Direktinjektion nach Fällung auf eine RP-Select-B-Säule (Schulz et al. 1995). Die nachfolgenden Ergebnisse entstammen einer Verlaufsuntersuchung von 20 jugendlichen Patienten, die an einer Schizophrenie erkrankt waren und mit Clozapin behandelt wurden (Alter: 19,5±2,1 Jahre; 13 Jungen und 7 Mädchen). Die Dauer der Vorbehandlung mit Clozapin betrug bis zum Eintritt in die prospektive Untersuchung im Mittel 23,9±14,7 Monate. Die Verlaufsuntersuchungen wurden in sechswöchigen Abständen durchgeführt.

Der Zusammenhang zwischen der verabreichten Clozapindosis und den im Serum gemessenen Konzentrationen von Clozapin und seiner Hauptmetabolite, N-Desmethyl-Clozapin und Clozapin-N-Oxid, wurde sowohl für die jeweiligen einzelnen Untersuchungen als auch anhand der auf die zwanzig Patienten bezogenen Mittelwerte aus sechs Untersuchungen in Abständen von sechs Wochen überprüft. Es wurde diesbezüglich eine Produkt-Moment-Korrelation nach Pearson durchgeführt. Dabei ergaben sich für Clozapin und die beiden Metabolite je hochsignifikante Beziehungen zwischen der applizierten Dosis und den im Serum erfaßten Konzentrationen (Clozapin: $r=0,81$, $p=0,0001$; N-Desmethyl-Clozapin: $r=0,805$, $p=0,001$; Clozapin-N-Oxid: $r=0,883$, $p=0,0001$). Abbildung 2 veranschaulicht diese Beziehungen zwischen Clozapin-Dosis und Clozapin-Serumspiegeln. Auf die einzelnen Untersuchungszeitpunkte bezogen ergeben sich Werte des Korrelationsquotienten für Clozapin zwischen 0,51 und 0,82, für N-Desmethyl-Clozapin zwischen 0,57 und 0,80 und für Clozapin-N-Oxid zwischen 0,59 und 0,85. Mittels multipler Regressionsanalyse konnte dieser hochsignifikante Zusammenhang zwischen der applizierten Dosis und den gemessenen Serumspiegeln des Clozapin und seiner Metabolite bestätigt werden. Berücksichtigt wurden dabei die unabhängigen Variablen Medikationsdosis, Geschlecht, Körpergewicht und Status als Raucher. Trotz der klaren linearen Dosis-Serumspiegel-Beziehung zeigt sich eine bis zu 22fache interindividuelle Variabilität der gemessenen Serumkonzentrationen.

Bei den zwanzig mit Clozapin behandelten Patienten wurde zu Beginn der Verlaufsuntersuchung eine mittlere tägliche Dosis von 291 mg/d (291±170 mg) von Clozapin, bei einer Spanne von 75–600 mg/d, appliziert. Bei 4 der 20 Patienten ergab sich aus klinischen Gründen im Verlauf ein Anlaß zu einer geringfügigen Dosiserhöhung. Daher lag der für den einzelnen Patienten über die 6 Untersuchungszeitpunkte gemittelte

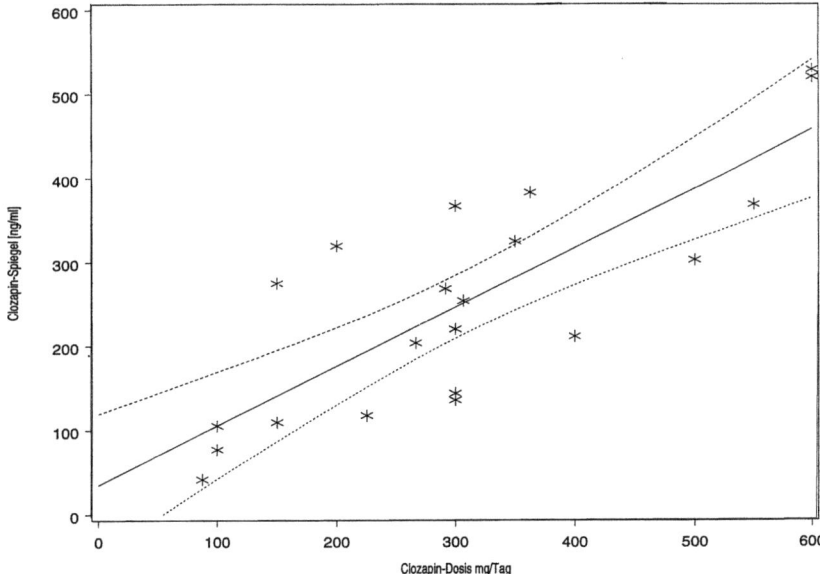

Abb. 2. Die Beziehung zwischen der applizierten Dosis und der Serumkonzentration des Clozapin. Ergebnisse der Verlaufsuntersuchung in sechswöchigen Intervallen (n=20). Korrelation nach Pearson: $r=0,81$, $p=0,0001$

Wert der täglich applizierten Clozapindosis mit 307 mg/d (307±160 mg) etwas höher als der Mittelwert für den ersten Untersuchungszeitpunkt. Im Mittel der sechs Untersuchungen ergab sich ein Clozapinspiegel von 251 ng/ml (251±140 ng/ml), für das N-Desmethyl-Clozapin von 263 ng/ml (263±146 ng/ml) und für das Clozapin-N-Oxid von 46 ng/ml (46±38 ng/ml). Tabelle 4 zeigt die mittels HPLC bestimmten Serumkonzentrationen des Clozapin und seiner Metabolite in Beziehung zur verabreichten täglichen Medikationsdosis.

Im Hinblick auf die Untersuchung der intraindividuellen Variabilität der Serumspiegel wurde der Variationskoeffizient als Prozent (SD/Mittelwert)×100 bestimmt. Es wurden diejenigen Patienten ausgewählt, deren täglich applizierte Dosis über die sechs Untersuchungszeitpunkte konstant blieb. Dies war bei 16 Patienten der Fall. Für die intra-individuelle Varianz ergaben sich folgende Ergebnisse:

- Clozapin (35,9%±19,6; Spanne: 10,3–75,5%)
- N-Desmethyl-Clozapin (31,1%±20,6; Spanne: 9,3–83,5%)
- Clozapin-N-Oxid (54,8%±15,6; Spanne: 33,9–84,6%).

Die Abweichungen vom auf den Patienten bezogenen Mittelwert betrugen dabei zwischen Maximum und Minimum der Schwankungen 49,4±32,2%. Dies entsprach Serumkonzentrationen des Clozapin von 109,9±61,14 ng/ml (9,32–211,45 ng/ml). Die Analyse der auf den Patienten bezogenen,

Tabelle 4. Die Serumspiegel von Clozapin und seiner beiden Metabolite. Ergebnisse von sechs Untersuchungen in sechswöchigen Abständen

Test Nr.	n	Clozapin [ng/mL] Mittelwert±SD	Clozapin-N-Oxid [ng/mL] Mittelwert±SD	N-Des.-Clozapin [ng/mL] Mittelwert±SD	Dosis [mg/d] Mittelwert±SD
1	20	228,3±150,6	23,4±18,6	231,8±154,7	291,3±169,8
2	19	287,6±184,2	33,8±28,7	282,3±165,5	295,0±170,8
3	19	238,6±169,5	45,4±61,1	277,9±209,3	296,3±169,2
4	19	254,3±186,1	55,8±38,1	252,8±172,7	317,5±161,0
5	17	254,7±115,4	54,3±38,1	266,4±136,3	321,2±161,5
6	19	250,4±163,1	64,5±62,8	263,9±146,8	318,8±162,2

über sechs Untersuchungen ermittelten Spannbreite der Clozapinspiegel ergab einen Mittelwert von 221,22±116,32 ng/ml. Diese Daten belegen eine ausgeprägte intraindividuelle Variabilität der Serumspiegel mit einer Spannbreite von 23 ng/ml bis zu 451,3 ng/ml. Abbildung 3 veranschaulicht diesen Sachverhalt.

Es ergab sich keine signifikante Abhängigkeit der intraindividuellen Spannbreite der Serumspiegel von der zugrundeliegenden Dosis des Clozapin (Korrelation nach Spearman: r=0,33, p=0,22). Diese deutlichen in-

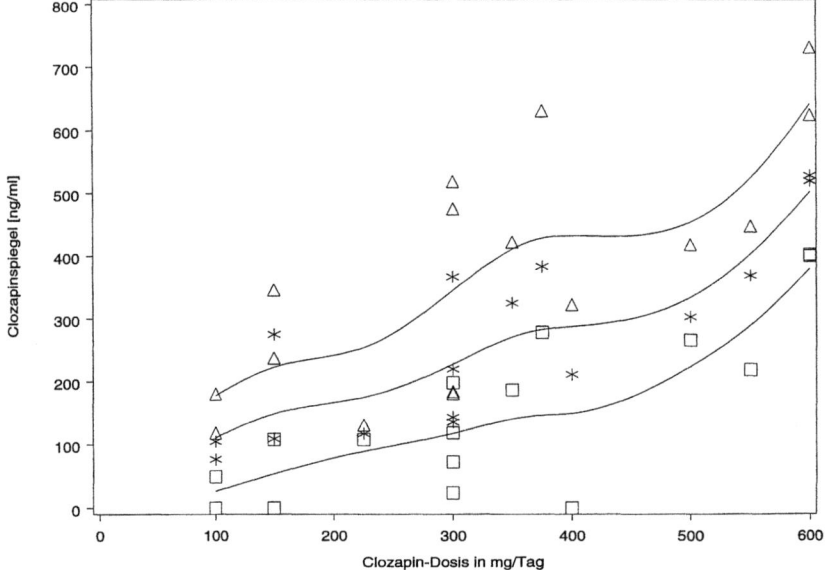

Abb. 3. Die intraindividuelle Variabilität der Serumspiegel des Clozapin (n=16). Auf den Patienten bezogene maximale Werte (*Dreiecke*), minimale Spiegel (*Quadrate*) und der Mittelwert (*Stern*)

tra- und interindividuellen Variabilitäten der Serumspiegel des Clozapin sind in guter Übereinstimmung mit vergleichbaren Ergebnissen von Studien an erwachsenen Patienten (Ackenheil 1989; Bondesson u. Lindström 1988; Gold et al. 1990; Haring 1988; Haring et al. 1989; Lovdahl et al. 1991; Chung et al. 1993; Volpicelli et al. 1993).

Das Verhältnis der Clozapin-Metabolite zur Clozapin-Muttersubstanz wurde anhand der Mittelwerte von 6 Untersuchungen für die 20 Patienten bestimmt. Das Verhältnis von Clozapin-N-Oxid zu Clozapin ergab eine Quotienten im Mittel von 0,18 (0,18±0,09) mit einem Minimum von 0,059 und einem Maximum von 0,438. Das Verhältnis von N-Desmethyl-Clozapin zu Clozapin zeigte einen Quotienten von im Mittel 1,12 (1,12±0,28) mit einem Minimum von 0,638 und einem Maximum von 1,757. Zur Untersuchung der Abhängigkeit dieser beiden Quotienten von der Clozapindosis wurde eine Produkt-Moment-Korrelation nach Pearson durchgeführt. Es ergab sich für keinen der beiden Quotienten eine signifikante Korrelation. Wir folgern hieraus, daß die Anteile der Metabolite bezogen auf die Muttersubstanz offensichtlich von der Dosis unabhängig sind.

Eine von Piscitelli et al. (1994) an 11 schizophren erkrankten Jugendlichen (Alter: 14,1±2,1 Jahre) durchgeführte Untersuchung beschreibt für den Clozapinstoffwechsel einen ähnlich hohen Quotienten für das Verhältnis von Clozapin/N-Desmethyl-Clozapin (1,29±0,35). Verglichen mit den vorliegenden Befunden an Erwachsenen (Ackenheil 1989; Perry et al. 1991; Centorrino et al. 1994; Weigmann u. Hiemke 1992) verweisen die an jugendlichen Patienten beschriebenen Ergebnisse (Piscitelli et al. 1994; Schulz et al. 1995) auf einen möglicherweise bei jüngeren Patienten erhöhten Umsatz der Clozapinbase hin zu N-Desmethyl-Clozapin. Dieser Zusammenhang bedarf der weiteren Abklärung.

Die klinische Relevanz von Serumspiegeluntersuchungen ergibt sich aus den folgenden bislang erhobenen Ergebnissen: Bei den von uns untersuchten 20 jugendlichen Patienten mit einem chronischen Verlauf der Schizophrenie (Schulz et al. 1995) zeigt sich unter Langzeitbehandlung mit Clozapin unter Erhaltungstherapie ein Trend zu weniger Symptombelastung mit positiven und negativen Symptomen (SAPS u. SANS, Andreasen 1984a, b) bei Patienten mit Serumspiegeln über 350 ng/ml (Chi-Quadrat Approx. 2,28, df = 1, p = 0,13). Piscitelli et al. (1994) finden bei jugendlichen Patienten unter Kurzzeittherapie eine signifikante Korrelation zwischen klinischer Response (BPRS und Bunney Hamburg Rating Scale) und den Serumkonzentrationen von Clozapin, bei im Mittel 378,3 ng/ml. Bei erwachsenen Patienten unter Kurzzeittherapie finden Perry et al. (1991) eine Schwellenkonzentration der Clozapinspiegel von 350 ng/ml für die therapeutische Wirkung.

Im Hinblick auf Nebenwirkungen der Clozapintherapie fanden wir bei unseren Patienten (n = 20) bei sechs Untersuchungen in sechswöchigen Abständen eine signifikante Zunahme der mit der DOTES-Scale (NIMH 1976) erfaßten Nebenwirkungen bei Clozapinserumspiegeln über 200 ng/ml. Die Abb. 4 veranschaulicht diesen Zusammenhang.

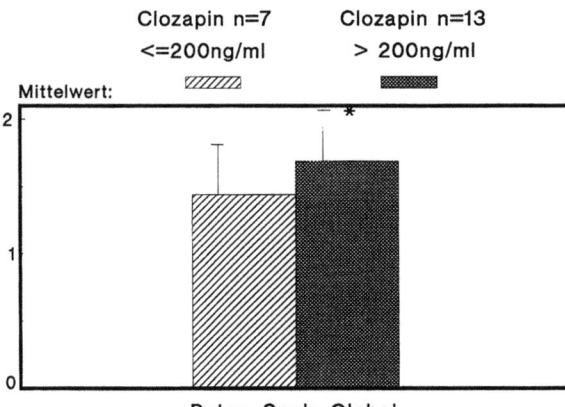

Abb. 4. Clozapin-Serumspiegel und Nebenwirkungen anhand der DOTES-Scale. Ergebnisse von sechs Verlaufsuntersuchungen in sechswöchigen Intervallen (n=20). Mediantest: p=0,048

Die mit dem Test d2 untersuchte Aufmerksamkeitsbelastbarkeit (Brickenkamp 1976) der Patienten ergab bei der Verlaufsuntersuchung eine signifikante Verschlechterung bei Serumspiegeln des Clozapin über 350 ng/ml (Abb. 5).

Diese Ergebnisse verdeutlichen, daß im Rahmen der Behandlung möglicherweise unterschiedliche Wirkspiegel in Abhängigkeit von der zu beeinflussenden Zielsymptomatik (positive, negative Symptome und kognitive Funktionen) und im Hinblick auf das Ausmaß tolerierbarer Nebenwirkungen angestrebt werden müssen.

Serumspiegelbestimmungen des Clozapin scheinen darüber hinaus auch für die Erfassung von Arzneimittelinteraktionen von besonderer Relevanz. Dies veranschaulichen die beiden nachfolgenden Abb. 6 und 7. Es handelt sich um Serumproben zweier jugendlicher Patienten, die uns von einem auswärtigen Kollegen zugesandt wurden. Bei einer Patientin

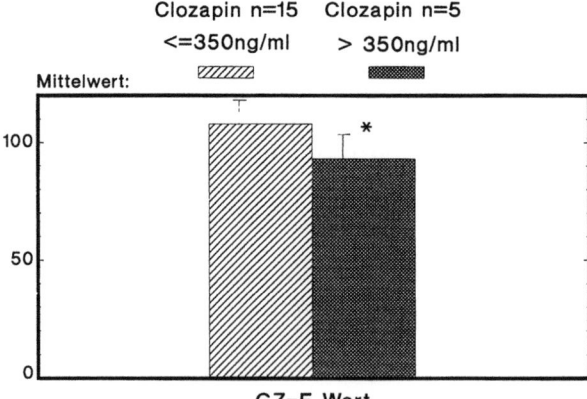

Abb. 5. Clozapin-Serumspiegel und Aufmerksamkeitsbelastbarkeit anhand des Test d2. Ergebnisse von sechs Verlaufsuntersuchungen in sechswöchigen Intervallen (n=20). t-Test: p=0,016

Abb. 6. Der Einfluß von Carbamazepin auf den Clozapin-Serumspiegel

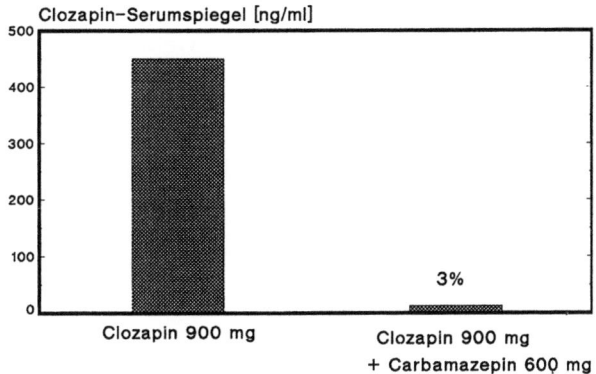

Abb. 7. Der Einfluß von Fluoxetin auf den Clozapin-Serumspiegel

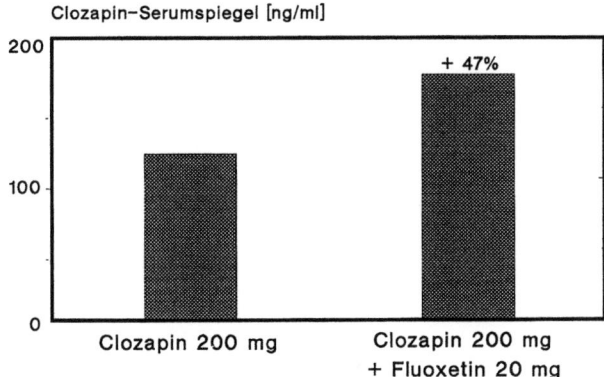

(Abb. 6) erfolgte aufgrund einer schizoaffektiven Psychose eine kombinierte Therapie von Carbamazepin und Clozapin. Die Clozapindosis wurde mangels Ansprechen der schizophrenen Symptome kontinuierlich bis auf 900 mg/d angehoben. Auch bei dieser Tagesdosis blieb der erwünschte Effekt aus und es wurde eine Serumspiegeluntersuchung veranlaßt. Es zeigte sich eine über das hepatische mikrosomale Cytochromsystem (P450-Isoenzyme) vermittelte Interaktion, welche zu einer fast vollständigen Suppression der Wirkspiegel des Clozapin führte.

Daher sollte die Indikation für die Gabe von Carbamazepin in Kombination mit Clozapin nicht nur wegen der potentiellen Verstärkung hämatotoxischer Effekte sehr streng gestellt werden und nur einzelnen therapieresistenten Patienten vorbehalten bleiben. Das zweite Fallbeispiel (Abb. 7) zeigt eine durch die Komedikation mit Fluoxetin bewirkte deutliche Anhebung der Serumkonzentration des Clozapin. Die zusätzliche Gabe von Fluoxetin erfolgte aufgrund einer die schizophrene Symptomatik begleitenden depressiven Verstimmung und Zwangssymptomen. Inwieweit dieser Anhebung der Wirkspiegel des Clozapin durch Fluoxetin ein klinischer Nutzen zukommt, bedarf der weiteren Abklärung. Die Ergebnisse der Arbeitsgruppe von Wetzel et al. (s. Beitrag in diesem Band) verweisen anhand ihrer Studien mit Fluvoxamin auf die möglicherweise erfolgversprechende klinische Anwendung einer solchen Kombinationstherapie (Wetzel et al. 1995). Zusammenfassend unterstreichen diese Befunde den Stellenwert von Serumspiegelbestimmungen des Clozapin für die Arzneimittelsicherheit und Therapiekontrolle.

Literatur

Ackenheil M (1989) Clozapine – pharmacokinetic investigations and biochemical effects in man. Psychopharmacol 99:32–37
American Psychiatric Association (APA). Diagnostic and statistical manual of mental disorders DSM-III-R, 3rdn edn rev. Washington: APA, 1987
Andreasen NC (1984a) The Scale for the Assessment of Positive Symptoms (SAPS). University of Iowa, Iowa City
Andreasen NC (1984b) The Scale for the Assessment of Negative Symptoms (SANS). University of Iowa, Iowa City
Bondesson U, Lindström LH (1988) Determination of clozapine and its N-demethylated metabolite in plasma by use of gas chromatography-mass spectrometry with single ion detection. Psychopharmacol 95:472–475
Brickenkamp R (1975) Test d2. Aufmerksamkeits-Belastungs-Test, %. Aufl. Hogrefe, Göttingen
Campbell M, Grega DM, Green WH (1983) Neuroleptic-induced dyskinesias in children. Clin Neuropharmacol 6:207–222
Centorrino F, Baldessarini RJ, Kando JC et al. (1994) Clozapine and metabolites – concentrations in serum and clinical findings during treatment of chronically psychotic patients. J Clin Psychopharmacol 14:119–125
Chung MC, Lin SK, Chang WH (1993) Determination of clozapine and desmethylclozapine in human plasma by high-performance liquid chromatography with ultraviolet detection. J Chromatogr 613:168–173
Elliger T, Englert E, Freisleder FJ et al. (1994) Zur Behandlung schizophrener Psychosen des Kindes- und Jugendalters mit Clozapin (Leponex). Konsensuskonferenz vom 4. März 1994. Kinder- und Jugendpsychiatrie. Z Kinder Jugendpsychiatr 22:1–2
Gillberg IC, Hellgren L, Gillberg C (1993) Psychotic disorders diagnosed in adolescence. Outcome at age 30 years. J Child Psychol Psychiatr 34:1171–1185
Gold R, Sponheim B, Sohr R (1990) Serumkonzentration von Clozapin bei Alemoxan-Therapie. Z Klin Med 45:2039–2042
Green WH, Padron-Gayol M, Hardesty AS (1992) Schizophrenia with childhood onset: a phenomenological study of 38 cases. J Am Acad Child Adolesc Psychiatry 31:968–976
Gualtieri CT, Quade D, Hicks RE (1984) Tardive dyskinesia and other clinical consequences of neuroleptic treatment in children and adolescents. Am J Psychiatry 141:20–23
Gualtieri CT, Schroeder SR, Hicks RE(1986) Tardive dyskinesia in young mentally retarded individuals. Arch Gen Psychiatry 43:335–340
Guy W (1976) ECDEU Assessment Manual for Psychopharmacology, rev. Rockville (MD): National Institute of Mental Health, 1976 DHEW Pub No (ADM) 76-338
Haring C (1988) Clozapine plasma levels determined by high-performance liquid chromatography with ultraviolett detection. J Chromatogr 428:160–166

Haring C, Meise U, Humpel C, Saria A, Fleischhacker WW, Hinterhuber H (1989) Dose-related plasma levels of clozapine: influence of smoking behaviour, sex and age. Psychopharmacol 99:38–40

Kolvin I, Ounsted C, Humphrey M, McNay A (1971) Studies in the childhood psychoses. II. The phenomenology of childhood psychoses. Br J Psychiatry 118:385–395

Krausz M (1990) Schizophrenie bei Jugendlichen – Eine Verlaufsuntersuchung. Psychiatr Prax 17:107–114

Lovdahl MJ, Perry PJ, Miller DD (1991) The assay of clozapine and N-desmethylclozapine in human plasma by high-performance liquid chromatography. Ther Drug Monit 13:69–72

Martin M., Remschmidt, H (1983) Ein Nachsorge- und Rehabilitationsprojekt für jugendliche Schizophrene. Z Kinder Jugendpsychiatr 11:234–242

Martin M, Remschmidt H (1984) Rehabilitationsbehandlung jugendlicher Schizophrener. In: Remschmidt H (Hrsg) Psychotherapie mit Kindern, Jugendlichen und Familien, Bd. II. Enke, Stuttgart, S 228–235

Martin M (1991) Verlauf der Schizophrenie unter Rehabilitationsbedingungen. Enke, Stuttgart

McClellan J, Werry J (1994) Practice parameters for the assessment and treatment of children and adolescents with schizophrenia. J Am Acad Child Adolesc Psychiatr 33:616–635

National Institute of Mental Health (NIMH): DOTES – Dosage Record and Treatment Emergent Symptom Scale. NIMH, Rockville, Maryland 1976

Perry PJ, Miller DD, Arndt SV, Cadoret RJ (1991) Clozapine and norclozapine plasma concentrations and clinical response of treatment-refractory schizophrenic patients. Am J Psychiatry 148:231–235

Piscitelli SC, Frazier JA, McKenna K et al. (1994) Plasma clozapine and haloperidol concentrations in adolescents with childhood-onset schizophrenia – Association with response. J Clin Psychiatr 55:94–97

Remschmidt H, Martin M, Schulz E, Gutenbrunner C, Fleischhaker C (1991) The concept of positive and negative schizophrenia in child and adolescent psychiatry. In: Marneros A, Andreasen NC, Tsuang MT (eds) Negative versus positive schizophrenia, Springer, Berlin Heidelberg New York Tokyo, pp 219–242

Remschmidt H, Martin M (1992) Die Therapie der Schizophrenie im Jugendalter. Deutsch Ärztebl 89:387–396

Remschmidt H (1993) Childhood and adolescent schizophrenia. Curr Opin Psychiatry 6:470–479

Remschmidt H, Schulz E, Martin M, Warnke A, Trott G (1994) Childhood onset schizophrenia: History of the concept and recent studies. Schizophr Bull 20(4):727–745

Remschmidt H, Schulz E, Herpertz-Dahlmann B (1996a) Schizophrenic psychoses with manifestation in childhood and adolescence: a guide to diagnosis and drug choice. CNS Drugs 6:100–112

Remschmidt H, Schulz E, Martin M (1996b) Psychotherapie bei schizophrenen Psychosen des Kindes- und Jugendalters. In: Remschmidt H (Hrsg) Psychotherapie im Kindes- und Jugendalter. Thieme, Stuttgart – in Druck

Russell AT, Bott L, Sammons C (1989) The phenomenology of schizophrenia occurring in childhood. J Am Acad Child Adolesc Psychiatry 28(3):399–407

Siefen G, Remschmidt H (1986) Behandlungsergebnisse mit Clozapin bei schizophrenen Jugendlichen. Z Kinder Jugendpsychiatr 14:245–257

Schmidt MH, Blanz B (1992) Behandlungsverlauf und Katamnese von 122 Psychosen in der Adoleszenz. In: Nissen G (Hrsg) Endogene Psychosyndrome und ihre Therapie im Kindes- und Jugendalter. Psychiatriehistorische, entwicklungspsychiatrische, psychopathologische, katamnestische, humangenetische, prognostische, psychotherapeutische und psychopharmakologische Aspekte. Huber, Bern Göttingen Toronto, S 163–177

Schooler NR, Kane JM (1982) Research diagnoses for tardive dyskinesias. Arch Gen Psychiatry 39:486–487
Schulz E, Martin M, Remschmidt H (1994a) Zur Verlaufsdynamik schizophrener Erkrankungen in der Adoleszenz. Z Kinder Jugendpsychiatr 22:262–274
Schulz E, Remschmidt H, Fleischhaker C (1994b): Der Einfluss von Clozapin auf die biogenen Amine im Rahmen der medikamentösen Behandlung von schizophrenen Psychosen des Jugendalters. Z Kinder Jugendpsychiat 22:285–298
Schulz E, Fleischhaker C, Remschmidt H (1995) Determination of clozapine and its major metabolites in serum samples of adolescent schizophrenic patients by high performance liquid chromatography. Data from a prospective clinical trial. Pharmacopsychiatr 28 (1):20–25
Schulz E, Fleischhaker C, Remschmidt H (1996) Correlated changes in symptoms and neurotransmitter indices during maintenance treatment with clozapine or conventional neuroleptics in adolescents and young adults with schizophrenia. J Child Adolesc Psychopharmacol 6 (2):119–131
Toenissen LM, Casey DE, McFarland BM (1985) Tardive dyskinesia in the aged: duration of treatment relationships. Arch Gen Psychiatry 42: 278–283
Volpicelli SA, Centorrino F, Puopolo PR et al. (1993) Determination of clozapine, norclozapine, and clozapine-N-oxide in serum by liquid chromatography. Clin Chem 39: 1656–1659
Weigmann H, Hiemke C (1992) Determination of clozapine and its major metabolites in human serum using automated solid-phase extraction and subsequent isocratic high-performance liquid chromatography with ultraviolet detection. J Chromatogr 583:209–216
Wetzel H, Szegedi A, Anghelescu I et al. (1995) Interaktion von Clozapin mit anderen Psychopharmaka. Vortrag: Workshop 4. Nürnberger Leponex-Gespräch, Nürnberg 10.–11. November 1995
World Health Organization (WHO): Tenth revision of the international classification of diseases (ICD-10). WHO, Geneva (1991); (dtsch.: Dilling H, Mombour W, Schmidt MH: Internationale Klassifikation psychischer Störungen. ICD-10. Weltgesundheitsorganisation. Huber, Bern 1991

Compliance mit neuroleptischer Langzeitbehandlung

M.C. ANGERMEYER, P. MÜLLER, S. PRIEBE und W. LÖFFLER

Fragestellung

Zwar liegt inzwischen eine umfangreichere Literatur zur Frage der Compliance schizophrener Kranker mit der neuroleptischen Behandlung vor. Die darin mitgeteilten Ergebnisse basieren aber fast ausschließlich auf kontrollierten Studien. Wegen der hier wirksam werdenden Selektionsmechanismen ist damit zu rechnen, daß kompliante Patienten in derartigen Untersuchungen eher überrepräsentiert sind und das Ausmaß der Non-Compliance entsprechend unterschätzt wird (Angermeyer 1991). Nur wenig ist hingegen darüber bekannt, wie es um die Compliance unter den Bedingungen der psychiatrischen Routinebehandlung bestellt ist und welche Faktoren darauf Einfluß haben.

Im folgenden wollen wir erste Ergebnisse einer naturalistischen Studie vorstellen, die zum Ziel hatte, am Beispiel von Clozapin das Medikamentenverhalten schizophrener Kranker im Kontext der psychiatrischen Alltagspraxis zu untersuchen sowie mögliche Einflußfaktoren heraus zu arbeiten.

Im Rahmen dieser Arbeit wollen wir Antwort auf folgende Fragen geben:

- Wie wird die Clozapinbehandlung von den Patienten akzeptiert? Sind die Patienten auf eine längere Behandlungsdauer eingestellt? Wie beurteilen sie die Notwendigkeit einer kontinuierlichen Medikamenteneinnahme? Sind sie mit der Art des Medikaments und dessen Dosierung einverstanden?
- Wie verhält es sich mit der Compliance? Vergessen Patienten gelegentlich ihre Medikamente? Müssen sie an die Medikamenteneinnahme erinnert werden? Nehmen sie die Medikamente in der verordneten Dosis?
- Lassen sich bei der Entlassung der Patienten aus der stationären bzw. tagesklinischen Behandlung Voraussagen über die Compliance unter ambulanten Behandlungsbedingungen machen? Welche Faktoren kommen hier als Prädiktoren in Frage?

Methode

Untersuchungsdesign

Die Untersuchung wurde gleichzeitig an der Psychiatrischen Klinik der Universität Göttingen und am Niedersächsischen Landeskrankenhaus in Göttingen, am Psychiatrischen Krankenhaus Philippshospital in Riedstadt sowie an der Abteilung für Sozialpsychiatrie der Freien Universität Berlin durchgeführt. Eingeschlossen wurden alle schizophrenen Patienten (ICD[9] 295) im Alter zwischen 18 und 60 Jahren, die während des stationären oder tagesklinischen Aufenthalts mit Clozapin behandelt und mit der Empfehlung entlassen worden waren, diese Medikation ambulant fortzusetzen. Die Baseline-Erhebung erfolgte zum Zeitpunkt der Entlassung. Follow-up-Untersuchungen wurden drei und sechs Monate später durchgeführt. Neben den Patienten wurde jeweils die von diesen benannten Bezugspersonen interviewt. Insgesamt wurden 104 Patienten in die Studie aufgenommen. Beim ersten Follow-Up waren noch 81 Patienten in der Studie, d.h. die Dropout-Rate betrug 22%. Beim zweiten Follow-Up konnten noch 74 Patienten untersucht werden, d.h. die Dropout-Rate (bezogen auf die Ausgangspopulation) lag jetzt bei 29%. Der häufigste Grund für den Dropout war, daß die Patienten eine weitere Teilnahme an der Studie verweigerten (16 Patienten beim ersten, 6 beim zweiten Follow-Up). 6 Patienten hatten während des Untersuchungszeitraums wieder stationär aufgenommen werden müssen. In drei Fällen war zwischenzeitlich Clozapin vom behandelnden Arzt abgesetzt worden. Zwischen Studienteilnehmern und -abbrechern fanden sich keine statistisch signifikanten Unterschiede bezüglich der sozio-demographischen und krankheitsbezogenen Merkmale. Gleiches gilt auch für die Akzeptanz der neuroleptischen Behandlung und die Compliance – mit einer Ausnahme: bei der Globaleinschätzung der Compliance schnitten die Studienteilnehmer besser ab.

Untersuchungsgruppe

Von den insgesamt 104 Patienten waren zwei Drittel Männer. Je ein Drittel war unter 30 Jahre, zwischen 30 und 40 Jahren und über 40 Jahre alt. Drei Viertel der Patienten waren ledig. 40% lebten allein, 24% bei den Eltern, 16% zusammen mit Ehe- bzw. Lebenspartnern. 39% verfügten maximal über einen Hauptschulabschluß, 31% hatten die Mittlere Reife, 27% das Abitur.

Die Aufschlüsselung nach diagnostischen Subtypen ergab, daß die paranoide Form der Schizophrenie (ICD[9] 295,3) mit 44% am stärksten vertreten war, gefolgt von schizophrenen Rest- und Defektzuständen (ICD[9] 295,6) mit 37,5%. Die meisten Patienten blickten bereits auf eine längere Krankheitskarriere zurück. Lediglich 19% waren erst einmal, dagegen

42,5% bereits über fünfmal stationär behandelt worden. Bei 42% betrug die Gesamtdauer stationärer Aufenthalte über ein Jahr.

Untersuchungsinstrumente

Der psychopathologische Befund wurde mit Hilfe der 9. Version des „Present State Examination" (PSE-9: Wing et al. 1978) und der Depressivitäts-Skala (D-S: v. Zerssen 1976) erfaßt. Das Ausmaß der sozialen Adaptation wurde mit Hilfe der „Mannheimer Skala zur Einschätzung sozialer Behinderung" (DAS-M: Jung et al. 1989) bestimmt. Zur Registrierung der Nebenwirkungen der neuroleptischen Behandlung diente eine Kurzform der „UKU side effect rating scale" (Lingjaerde et al. 1987).

Die subjektive Krankheitstheorie wurde mittels eines speziell für die Untersuchung entwickelten problemzentrierten „Interviews zur subjektiven Krankheitstheorie" (ISK) exploriert, das auf Tonband aufgezeichnet, transkribiert und anschließend computergestützt inhaltsanalytisch ausgewertet wurde. Zusätzlich wurden die Vorstellungen zur Ätiologie und Prognose mittels eines Fragebogens erfragt, der bereits in Bevölkerungserhebungen eingesetzt worden war (Angermeyer u. Matschinger 1994). Die Einstellung zu Psychopharmaka wurde mit Hilfe eines Fragebogens zur Einschätzung der Wirkung dieser Medikamente untersucht, der ebenfalls bereits in Bevölkerungserhebungen Verwendung gefunden hatte (Angermeyer et al. 1993). Die Zufriedenheit der Patienten mit der Behandlung durch den Arzt wurde anhand von fünf Items bestimmt, die sich bereits in Therapiestudien bewährt hatten (Gruyters und Priebe 1992). Zur Untersuchung der Krankheitsverarbeitung benutzten wir die Kurzform des von Muthny (1989) entwickelten „Freiburger Fragebogen zur Krankheitsverarbeitung".

Die Akzeptanz und Compliance mit der neuroleptischen Behandlung wurde im Rahmen eines semistrukturierten Interviews erfragt.

Die Interviews wurden von klinisch erfahrenen Psychologen durchgeführt. Mit Ausnahme des problemzentrierten Interviews zur subjektiven Krankheitstheorie, das nur bei der Baseline-Erhebung und bei einer Substichprobe beim zweiten Follow-Up durchgeführt wurde, kamen sämtliche Instrumente bei allen drei Erhebungszeitpunkten zum Einsatz.

Ergebnisse

Akzeptanz der neuroleptischen Behandlung

Gut die Hälfte der Patienten, die im Zuge der Follow-up-Erhebungen untersucht wurden, war darauf eingestellt, die neuroleptische Medikation auf unbestimmte Dauer bzw. ihr Leben lang einnehmen zu müssen. Bei der Entlassung waren es noch etwas weniger gewesen. Dafür rechnete zu

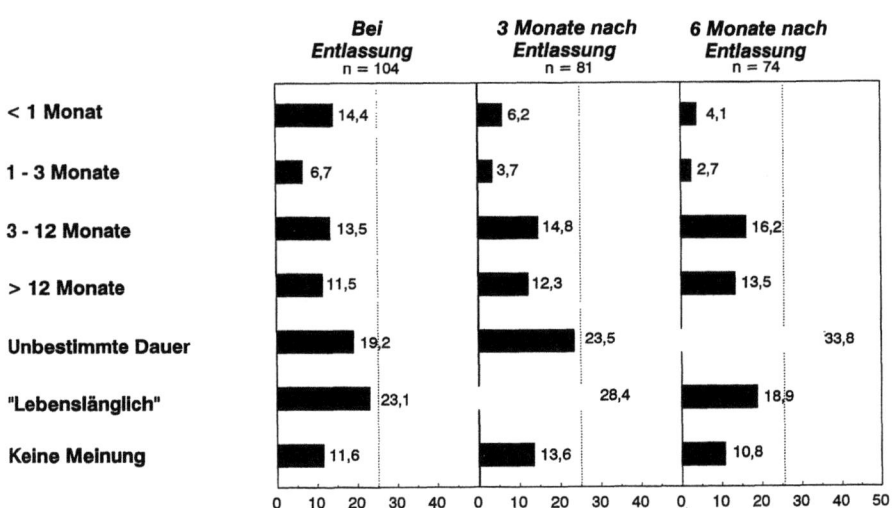

Abb. 1. Vorstellungen der Patienten über die Dauer der neuroleptischen Behandlung

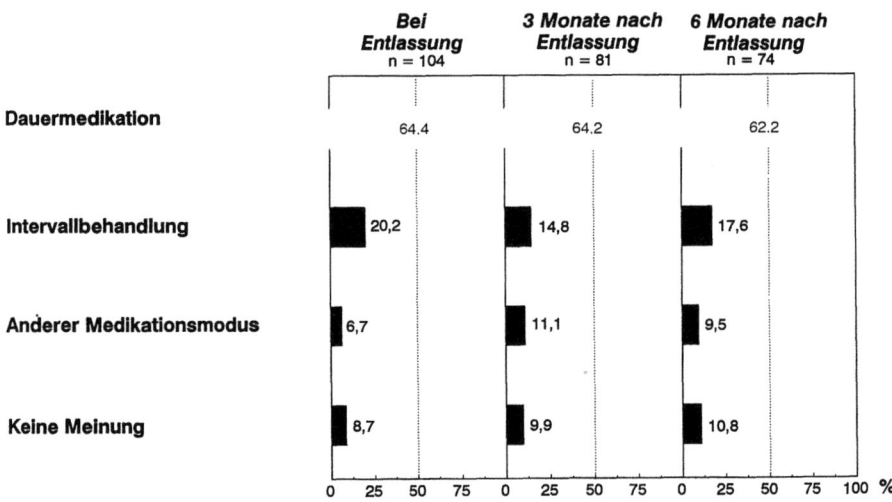

Abb. 2. Präferenzen der Patienten bezüglich des Modus der neuroleptischen Behandlung

diesem Zeitpunkt jeder fünfte Patient damit, spätestens nach drei Monaten die Medikamente absetzen zu können. Ein Vierteljahr später war es nur noch die Hälfte, d.h. jeder zehnte Patient, der noch davon überzeugt war (Abb. 1).

Jeweils rund zwei Drittel der Patienten befürwortete eine Dauerbehandlung. Dies galt für alle drei Erhebungszeitpunkte in gleicher Weise. Für eine Intervallbehandlung sprach sich dagegen maximal nur jeder fünfte Patient aus (Abb. 2).

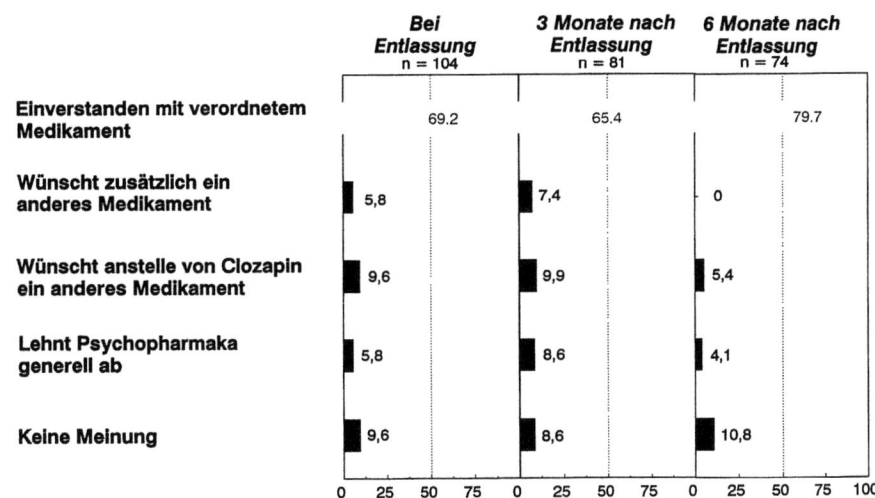

Abb. 3. Zufriedenheit der Patienten mit der Wahl des Neuroleptikums

Das Gros der Patienten war mit der von den behandelnden Ärzten getroffenen Wahl des Neuroleptikums einverstanden. Zwischen 65% und 80% favorisierten Clozapin, nur eine kleine Minderheit (5%-10%) wünschte sich ein anderes Medikament (Abb. 3).

Während der ambulanten Behandlung waren rund zwei Drittel der Patienten mit der Dosierung des Medikaments einverstanden. Bei Entlassung war es dagegen nicht einmal die Hälfte. Umgekehrt empfanden zu diesen Zeitpunkt vergleichsweise viele Patienten (rund ein Viertel) die Dosis als zu hoch (Abb. 4.)

Compliance mit neuroleptischer Behandlung

Bei der Untersuchung drei Monate nach der Entlassung aus der stationären bzw. tagesklinischen Behandlung verneinten 68% der Patienten, ihre Medikation gelegentlich zu vergessen. Drei Monate später waren es sogar 73% (Abb. 5).

78% bzw. 74% gaben an, daß sie nicht von anderen daran erinnert werden müßten, ihre Medikamente einzunehmen (Abb. 6)

Die ganz überwiegende Mehrzahl, je nach Erhebungszeitpunkt 78% bzw. 81%, nahmen für sich in Anspruch, die Medikamente in der vom Arzt verordneten Dosierung einzunehmen (Abb. 7).

Die Einschätzung der Compliance durch die Interviewer auf der Basis sämtlicher ihnen zur Verfügung stehenden Informationen ergab folgendes Bild: Während der ersten drei Monate nach der Entlassung aus der stationären bzw. tagesklinischen Behandlung hatten 76,5% der Patienten Clozapin entsprechend der Verordnung des Arztes regelmäßig eingenommen. Weite-

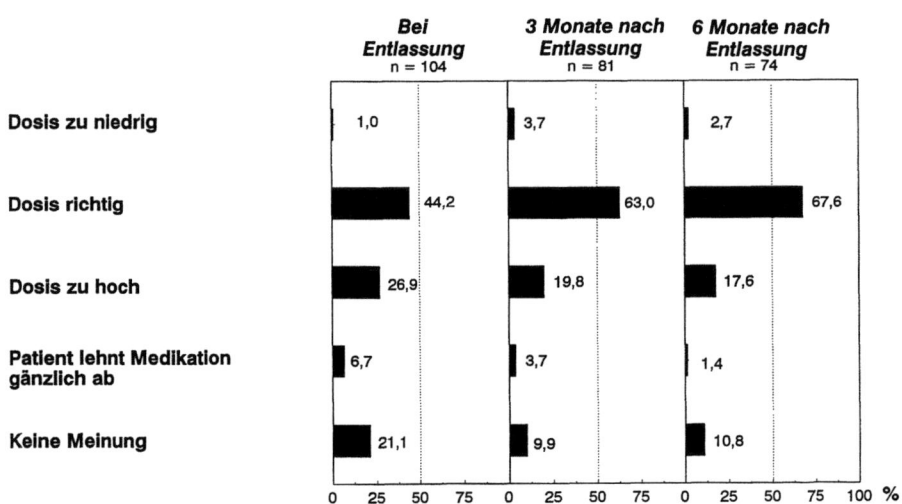

Abb. 4. Beurteilung der Dosierung des Neuroleptikums

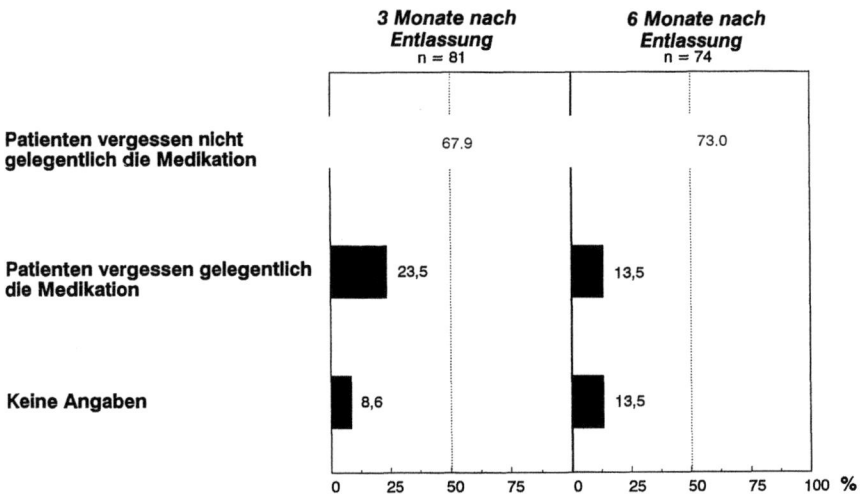

Abb. 5. Angaben der Patienten über Regelmäßigkeit der Medikamenteneinnahme
Frage: „Vergessen Sie gelegentlich die Medikation?"

re drei Monate später waren es gar 84%. 6% hatten im ersten Vierteljahr das Medikament zwar ebenfalls regelmäßig eingenommen, hatten aber die Dosis reduziert. Im zweiten Vierteljahr wurde derlei nie beobachtet. Daß Clozapin unregelmäßig eingenommen wurde, kam in der ersten Follow-Up-Periode bei 9%, in der zweiten bei 11% vor. Nur jeweils ein Patient setzte das Medikament probeweise ab. Dreimal kam es im ersten und einmal im zweiten Vierteljahr vor, daß ein Patient das Medikament endgültig absetzte.

Compliance mit neuroleptischer Langzeitbehandlung

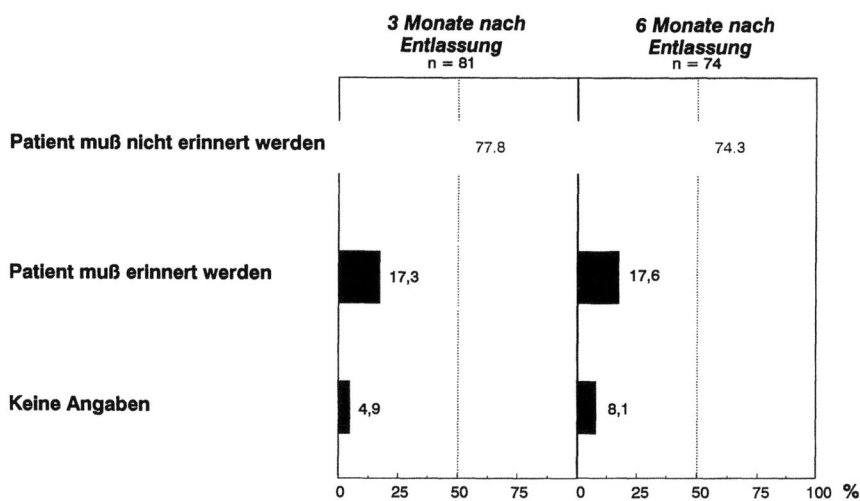

Abb. 6. Angaben der Patienten über die Notwendigkeit der Kontrolle der Medikamenteneinnahme. Frage: „Muß Sie jemand daran erinnern, daß Sie Ihre Medikamente einnehmen?"

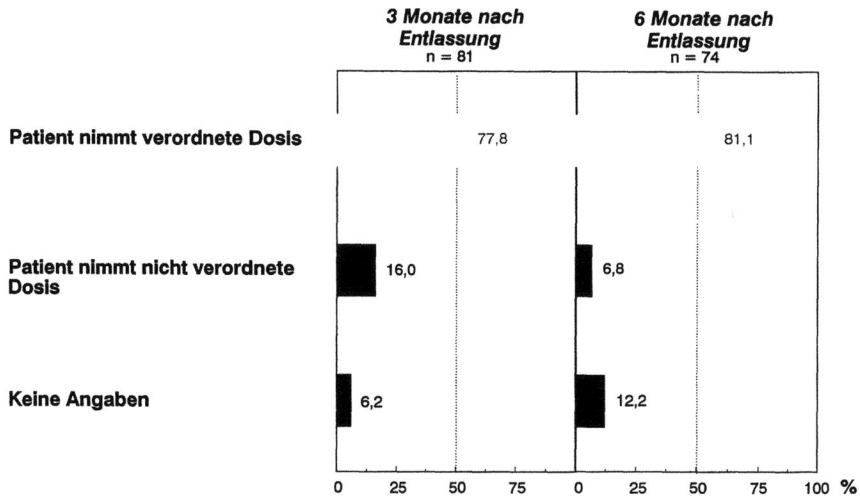

Abb. 7. Angaben der Patienten über die Einhaltung der verordneten Dosis. Frage: „Nehmen Sie die Medikamente in der Dosis wie sie Ihnen der Arzt verordnet hat?"

Prädiktoren der Compliance unter ambulanten Behandlungsbedingungen

Uns interessierte, ob sich bereits bei der Entlassung aus stationärer bzw. tagesklinischer Behandlung das Medikamentenverhalten der Patienten im Rahmen der ambulanten Weiterbehandlung voraussagen läßt, und falls ja,

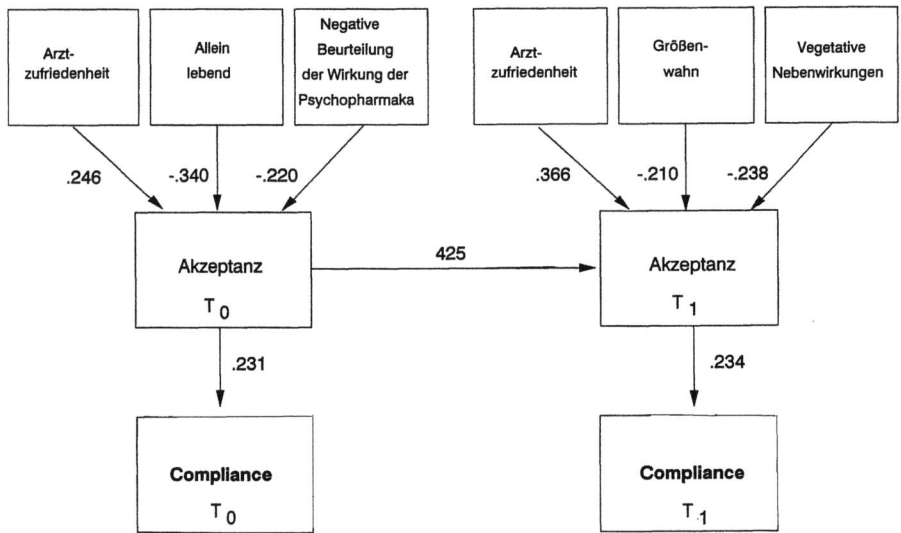

Abb. 8. Determinanten der Compliance schizophrener Patienten mit neuroleptischer Medikation

welche Einflußfaktoren hier von Bedeutung sind. Wir gingen dabei von der Annahme aus, daß das Medikamentenverhalten in erster Linie dadurch bestimmt wird, inwieweit die vom Arzt verordnete Medikation vom Patienten akzeptiert wird. Auf die Akzeptanz wiederum wirken eine Reihe von Faktoren ein, wobei aufgrund der Ergebnisse der bisherigen Compliance-Forschung bei folgenden mit einem negativen Effekt gerechnet werden muß (in Klammern ist die jeweils von uns gewählte Operationalisierung aufgeführt):

- männliches Geschlecht,
- allein lebend,
- kurze Dauer der Erkrankung (Anzahl stationärer Aufenthalte),
- Vorliegen von Größenwahn (PSE-Syndrom „Größenwahn und religiöser Wahn"),
- starke Nebenwirkungen der Psychopharmaka (UKU-Subskalen „vegetative Nebenwirkungen und „extrapyramidale Nebenwirkungen"),
- negative Einstellung zu Psychopharmaka (Skala zur Beurteilung der Wirkung von Psychopharmaka),
- Unzufriedenheit mit dem behandelnden Arzt,
- fehlende Krankheitseinsicht (Subskala „Verleugnungstendenz" des „Freiburger Fragebogens zur Krankheitsbewältigung"),
- Favorisierung intrapsychischer Ursachen und Ablehnung biologischer Ursachen (Fragebogen zur Laienätiologie).

Aus den vier Variablen zur Erfassung der Akzeptanz wurde eine Summenskala gebildet (jeweils ein Punkt für Dauer der Behandlung „unbestimmt" oder „lebenslänglich", „Dauermedikation", „einverstanden mit verordnetem Medikament", „Dosis richtig"). Gleiches erfolgte mit den drei Variablen zur Bestimmung der Compliance (je ein Punkt für „Patient vergißt nicht gelegentlich die Medikation", „Patient muß nicht erinnert werden", „Patient nimmt verordnete Dosis").

In Abb. 8 ist das Ergebnis der Pfadanalyse wiedergegeben, wobei nur die Variablen eingetragen sind, für die sich ein statistisch signifikanter Effekt nachweisen ließ. Wie man sieht, hing das Ausmaß der Compliance – wie von uns erwartet – vom Grad der Akzeptanz der neuroleptischen Behandlung ab – wenn auch dieser Zusammenhang nicht sonderlich ausgeprägt war. Auf die Akzeptanz wirkte sich wiederum positiv aus, wenn die Patienten mit ihrem Arzt zufrieden waren. Mangelnde soziale Kontrolle („alleinlebend") und eine generell negative Einstellung zu Psychopharmaka („negative Beurteilung der Wirkung der Psychopharmaka") hatten nur beim ersten Erhebungszeitpunkt einen negativen Effekt darauf. Beim zweiten Erhebungszeitpunkt wurde die Akzeptanz durch das Bestehen eines Größenwahns sowie ausgeprägtere vegetative Nebenwirkungen negativ beeinflußt. Wurde die neuroleptische Behandlung zum Zeitpunkt der Entlassung vom Patienten akzeptiert, so war die Wahrscheinlichkeit relativ groß, daß dies auch drei Monate später der Fall war. Dies galt überraschenderweise aber nicht für die Compliance: Waren die Patienten unter stationären bzw. tagesklinischen Bedingungen kompliant gewesen, so besagte dies nicht, daß sie dies auch unter ambulanten Bedingungen waren.

Diskussion

Zusammenfassend läßt sich feststellen, daß sich Clozapin bei den von uns untersuchten Patienten einer großen Akzeptanz erfreute. Die Compliance mit diesem Medikament war ebenfalls sehr groß, jedenfalls den Angaben der Patienten zufolge. Aber auch wenn man die nächsten Bezugspersonen befragte, kam man zum gleichen Ergebnis: Ihre Einschätzung des Medikamentenverhaltens wich nur geringfügig von den Patientenangaben ab. Wenn man schließlich die Interviewer die Compliance einschätzen ließ, bot sich ebenfalls ein sehr positives Bild: die ganz überwiegende Mehrzahl der Patienten nahm demnach ihre Medikamente regelmäßig ein.

Nun verfügen wir leider nicht über eine Vergleichsgruppe von Patienten, die mit anderen Neuroleptika behandelt wurden, so daß wir keine Aussage darüber machen können, inwieweit unsere Ergebnisse spezifisch für Clozapin sind. Zieht man die Resultate anderer Studien zur Orientierung heran – ein direkter Vergleich verbietet sich aus methodischen Gründen – so drängt sich der Eindruck auf, daß Clozapin in puncto Compliance sehr günstig abschneidet. Aber selbst wenn diese Feststellung zuträfe, bliebe noch die Frage offen, ob unsere Ergebnisse darauf zurückzuführen sind, daß die Patienten tatsächlich Clozapin eher akzeptierten (z.B. wegen des von traditionellen Neuroleptika abweichenden Nebenwirkungsprofils) und bereitwilliger einnahmen – oder aber ob sich hier lediglich ein Selektionseffekt widerspiegelt derart, daß häufiger a priori kompliantere Patienten dieses Medikament verordnet erhielten, bei denen man sich darauf verlassen konnte, daß sie sich regelmäßig den hier notwendigen hämatologischen Kontrolluntersuchungen unterzogen. Anekdotische Beobachtungen deuten darauf hin, daß letztere Möglichkeit jedenfalls nicht von vornherein auszuschließen ist.

Das begrüßenswert hohe Ausmaß an Akzeptanz und Compliance bescherte uns gleichzeitig ein methodisches Problem. Die dadurch bedingte geringe Varianz erschwerte die Analyse potentieller Prädiktoren für kompliantes Verhalten. Wenn eine Reihe von Variablen, die in anderen Studien als Risikofaktoren für Non-Compliance identifiziert werden konnten (z.B. männliches Geschlecht) hier keinen Effekt zeigten, so könnte die Erklärung dafür in diesem Umstand zu suchen sein.

Danksagung. Die Untersuchung erfolgte mit Unterstützung der Wander-Pharma GmbH (Nürnberg) und der Sandoz AG (Nürnberg).

Literatur

Angermeyer MC (1991) Compliance schizophrener Kranker mit Neuroleptika-Medikation. In: Möller H-J (Hrsg) Langzeiterfahrungen mit Glianimon Troponwerke, Köln

Angermeyer MC, Däumer R, Matschinger H (1993) Benefits and risks of psychotropic medication in the eyes of the general public: Results of a survey in the Federal Republic of Germany. Pharmacopsychiatry 26:114–120

Angermeyer MC, Matschinger H (1994) Lay beliefs about schizophrenic disorder: the results of a population survey in Germany. Acta Psychiatr Scand 89 (Suppl 382):39–45

Gruyters T, Priebe S (1992) Die Bewertung psychiatrischer Behandlungen durch die Patienten – eine Studie zu ihrer Erfassungsmethodik und zeitlichen Stabilität. Fortschr Neurol Psychiatr 60:140–145

Jung E, Krumm B, Biehl H, Maurer K, Bauer-Schubart C (1989) Mannheimer Skala zur Einschätzung sozialer Behinderung (DAS-M). Beltz Test, Weinheim

Lingjaerde O, Ahlfors UG, Bech P, Dencker SJ, Delgen K (1987) The UKU side effect rating scale. Acta Psychiatr Scand 76 (Suppl 334) 1–100

Muthny FA (1989) Freiburger Fragebogen zur Krankheitsverarbeitung. Beltz Test, Weinheim

Wing J, Cooper JE, Sartorius N (1978) Present State Examination. 9. Fassung. Beltz Test, Weinheim

Zerssen D v (1976) Klinische Selbstbeurteilungs-Skalen (KSb-S) aus dem Münchener Psychiatrischen Informationssystem (PSYCHIS München). Paranoid-Depressivitäts-Skala sowie Depressivitäts-Skala. Beltz Test, Weinheim

Über die Betreuung schizophrener Patienten in allgemeinärztlichen Praxen

F.-M. Stark, C. Haasen und T. Berghändler

Einleitung

Durch die Kostenentwicklung im Gesundheitswesen und den Versuch der Gegensteuerung durch Kostendeckelung auch in der ambulanten Versorgung erhält die Auseinandersetzung zwischen Allgemeinmedizinern und Fachärzten darüber, wer optimalerweise psychisch Kranke behandelt, neue Brisanz. Spätestens mit dem Enquète-Bericht zur Lage der Psychiatrie (1975) in Deutschland war die besondere Rolle der Allgemeinärzte bei der Betreuung psychisch Kranker deutlich geworden. Aus dem Bericht ergab sich unter anderem, daß 14% der Bevölkerung wegen psychischer Störungen bei Hausärzten in Behandlung sind, dagegen nur 1% bei Nervenärzten und 0,25% in Klinikeinrichtungen betreut werden.

Seit dem Enquète-Bericht hat es in der Bundesrepublik Deutschland nur zwei größere Studien gegeben, die den Anteil psychischer Erkrankungen unter den Patienten in Allgemeinarztpraxen untersuchen (Zintl-Wiegand et al. 1978 für Mannheim und Dilling et al. 1978 für Traunstein). Die Studien ergaben einen Anteil psychischer Störungen von 35,5% der Patienten in Allgemeinarztpraxen in Mannheim und 31,9% in Traunstein. Überwiegend handelt es sich dabei um Neurosen und bei den Psychosen um organische Psychosyndrome.

In den beiden Studien wird ein Anteil der schizophrenen Patienten von 0,6% in Mannheim und 0,4% in Traunstein angegeben, ohne nähere Untersuchung der Betreuungsmodalitäten.

In einer empirischen Untersuchung zur Nachbehandlung krankenhausentlassener schizophrener Patienten (Bosch u. Pietzcker 1975) wurde festgestellt, daß bei 25% die Hausärzte die Nachbehandlungen durchführten, während 62% der Patienten von niedergelassenen Nervenärzten und 13% gar nicht weiterbetreut wurden.

Neueste Untersuchungen im Rahmen einer WHO-Studie zur Bedeutung allgemeinärztlicher Versorgung für psychische Auffälligkeiten (Üstun u. Sartorius 1995) bestätigen die Bedeutung des Allgemeinarztes für die Betreuung auch psychisch Kranker. Konkrete Zahlen über die Prävalenz schizophrener Patienten wurden in diesen Studien nicht erhoben (Linden u. Helmchen 1995 für Berlin; Herr et al. 1995 für Mainz).

Die Rolle der Allgemeinärzte bei der Behandlung psychisch Kranker ist aber nicht nur aus quantitativer Sicht bedeutend. Als Somatiker hat der Hausarzt eine wichtige Funktion. Es sind oft die Veränderungen im

Körpererleben, die viele schizophrene Patienten zuerst zum Hausarzt führen (Eich 1990). Als Familienarzt ist er oft die erste Anlaufstelle für Angehörige.

Dennoch spiegelt sich diese Bedeutung der Allgemeinärzte nicht in einer engen Kooperation mit der Psychiatrie wider und wird von der psychiatrischen Forschung so gut wie übersehen. Die Fragen nach der Qualität der Behandlung dieser Patientengruppe, insbesondere der Diagnostik und Psychopharmakotherapie durch Allgemeinmediziner bleibt offen.

Für die notwendige Verbesserung der Behandlung psychisch Kranker erscheint eine Bestandsaufnahme unumgänglich.

Die vorliegende Studie wurde durchgeführt, um für den Ballungsraum Hamburg die psychiatrische Morbidität im Allgemeinen und die Betreuung schizophrener Patienten im Speziellen in Praxen von Allgemeinärzten und Praktischen Ärzten zu erheben.

Methodik

Zur Durchführung der Erhebung wurde ein zweiseitiger Fragebogen entwickelt. Darauf sollten die niedergelassenen allgemeinmedizinisch tätigen Ärzte angeben, wieviel Patienten mit allgemeinen psychischen Problemen sowie schizophrene Patienten im letzten Quartal in der Praxis behandelt wurden. Weiter wurde nach Betreuungsspezifitäten, Zusammenarbeit mit der Psychiatrie, der selbsteingeschätzten Behandlungskompetenz bei der Behandlung schizophrener Patienten sowie nach genutzten Fortbildungsmöglichkeiten zu dieser Thematik gefragt. Dieser Fragebogen wurde an die 733 am Stichtag bei der Ärztekammer Hamburg registrierten Hamburger Allgemeinmediziner und Praktischen Ärzte verschickt.

Zusätzlich wurden die Allgemeinärzte, die nicht schriftlich geantwortet hatten, telefonisch befragt, wieviele schizophrene Patienten sie betreuen.

Ergebnisse

Die Fragebögen wurden von 44,7% der Gesamtstichprobe ausgefüllt und zurückgesandt. Von weiteren 34,3% Allgemeinärzten konnte eine telefonische Auskunft über die Zahl der betreuten schizophrenen Patienten erhalten werden. Somit lagen von 79% der Hamburger Allgemeinärzte in Hamburg Aussagen über die Morbidität von schizophrenen Patienten in Allgemeinarztpraxen vor.

Die Geschlechtsverteilung der antwortenden Befragten entsprach annähernd der tatsächlichen Verteilung.

Der von den Allgemeinärzten angegebene Anteil ihrer Patienten mit psychischen Störungen betrug im Mittel 16% mit einer großen Streubreite. Hier fiel ein signifikanter Unterschied der Geschlechter auf. Allgemeinärztinnen betreuen mit 26% deutlich mehr psychisch Kranke als ihre männlichen Kollegen mit 18% (df=275, t=4, p≤0,001), auch unabhängig von psychotherapeutischen Vorerfahrungen.

Diejenigen, die Psychotherapieerfahrungen angaben, schätzten einen höheren Anteil ihrer Patienten als psychisch erkrankt ein.

Bei der Altersverteilung fiel auf, daß fast 50% der Ärzte aus der Altersgruppe von 40-49 Jahren Patienten mit nicht konkret definierten psychischen Störungen behandeln, während in der 30er, 50er und 60er Dekade die Angaben auf ca. 15% sinken (df=4; p≤0,01; Scheffe-F-Test=3,80). Erfahrungen auf psychotherapeutischen Gebieten hatten 48,8% der Ärzte angegeben.

Anzahl der behandelten schizophrenen Patienten

Nur ein Drittel der Allgemeinärzte gab an, keine schizophrenen Patienten zu betreuen, während zwei Drittel zwischen einem und 30 schizophrenen Patienten im Quartal betreuten, mit einem Mittelwert von 3,3. Insgesamt wurden von 207 Allgemeinärzten 682 schizophrene Patienten betreut, welches im Mittel einen Anteil von 0,45% der gesamten behandelten Patienten im Quartal bedeutet. Von den telefonisch befragten Ärzten betreuten 30,1% im gefragten Quartal mindestens 220 schizophrene Patienten. Bei der Extrapolation dieser Daten aufgrund der Schätzung aus der telefonischen Nachfrage wird deutlich, daß fast die Hälfte der Hamburger Allgemeinärzte schizophrene Patienten in der Praxis betreut. Betrachtet man die absoluten Zahlen, so zeigt sich, daß die Allgemeinärzte insgesamt weit über 1000 Patienten betreuen.

Der Anteil von schizophrenen Patienten, die bei Allgemeinärztinnen in Behandlung waren, war mit 0,49% nur gering höher als bei ihren männlichen Kollegen mit 0,43%.

Diagnosestellung und Überweisung

Die Diagnose „Schizophrenie" wurde für die schizophrenen Patienten größtenteils von psychiatrischen Fachleuten, zu 44,3% stationär im Krankenhaus, zu 29,5% durch einen niedergelassenen Nervenarzt festgelegt. Aber in 19,2% der Fälle wurde die Diagnose in der eigenen Allgemeinarztpraxis gestellt. Diejenigen Allgemeinärzte, die die Diagnose eher selbst stellen, schätzen sich auch als kompetenter ein und verfügen häufiger über psychotherapeutische Erfahrungen. Ihre Einschätzung der Zusammenarbeit mit psychiatrischen Institutionen ist eher schlechter als im Durchschnitt.

Im Fragebogen waren die Ärzte auch nach ätiologischen Vorstellungen zur Schizophrenie befragt worden. Dabei zeigte sich, daß fast 50% eine multifaktorielle Genese der Schizophrenie vermuten, jeweils ca. ein Viertel eine rein organische oder eine rein psychogene. Diejenigen Ärzte, die eine multifaktorielle Genese vermuten, gaben an, mehr schizophrene Patienten in Behandlung zu haben als diejenigen Kollegen, die der biologischen, zerebralen Fehlfunktion als Krankheitsursache den Vorzug geben.

Weder das Alter der betreuenden Ärzte noch psychotherapeutische Erfahrungen oder Zusatzausbildung spielen für die Anzahl der schizophrenen Patienten in der Praxis eine entscheidende Rolle.

Bei der Frage nach ihrer Funktion als Familienärzte gaben die Ärzte an, bei 87,5% der schizophrenen Patienten diese Funktion auszuüben. Dabei überwiegen die Ärztinnen und eher die jüngeren Ärzte.

Kompetenzeinschätzung

Die eigene Kompetenz für die Behandlung schizophrener Patienten sollte auf einer Skala von 1–5 („nicht kompetent" – „sehr kompetent") angegeben werden. Die Kompetenz in der Behandlung von schizophrenen Patienten wurde auf weniger als ausreichend ($\mu=2,5$, $s=0,9$) eingeschätzt. Ärzte mit psychotherapeutischer Erfahrung beurteilen sich selbst signifikant kompetenter (3,57 vs. 3,0; $chi^2=42,7$; $df=4$; $p\leq0,001$). Ärztinnen schätzen sich jedoch bei der Betreuung schizophrener Patienten als geringer kompetent ein als ihre männlichen Kollegen.

Diejenigen Allgemeinärzte, die angeben, bei schizophrenen Patienten die Diagnose selbst gestellt zu haben und sie auch selbst zu betreuen, fühlten sich auch kompetenter als die Kollegen, die keine schizophrenen Patienten behandeln.

Möglichkeiten zum Erwerb von Behandlungskompetenz, wie z.B. Besuch von Fortbildungsveranstaltungen, wurden eher von jüngeren Allgemeinärzten, Ärzten mit psychotherapeutischen Vorerfahrungen ($chi^2=14,8$; $df=1$; $p\leq.001$) und von denen, die schizophrene Patienten in ihrer Praxis betreuten ($chi^2=24,6$; $df=1$; $p\leq0,001$), wahrgenommen. Insgesamt gaben 60% der Allgemeinärzte an, in den letzten 5 Jahren zu zwei oder mehr psychiatrierelevanten Fortbildungen gegangen zu sein. Je kompetenter sich Allgemeinärzte fühlen, desto mehr psychisch kranke und speziell schizophrene Patienten sahen sie in ihren Praxen und desto geringer war der Anteil der Patienten, die von anderen Stellen mitbetreut wurden.

Aufgabenverteilung

Allgemeinärzte sehen ihre Hauptaufgabe in der Betreuung schizophrener Patienten darin, deren soziales Umfeld zu explorieren, die Familien mitzubetreuen und Hausbesuche zu machen. Als die vorrangige Aufgabe der niedergelassenen Nervenärzte sahen sie das Festlegen der Medikation und die Anwendung psychotherapeutischer Verfahren. Gleichermaßen durch beide sollen die Diagnose gestellt, dem Patienten die Krankheit erklärt, Medikamente verschrieben und ausführliche Gespräche geführt werden.

Zusammenarbeit mit Nervenärzten

Die Beurteilung der Einschätzung der Zusammenarbeit mit Nervenärzten sollte auf einer Skala von 1-5 („Nicht vorhanden" - „ausgezeichnet") angegeben werden.

Die Zusammenarbeit mit niedergelassenen Nervenärzten in der Behandlung von schizophrenen Patienten wurde mit fast gut ($\mu=3,6$), mit dem stationären Bereich (m=2,8) und für ambulante psychiatrische Dienste/Tageskliniken ($\mu=2,5$) mit weniger als ausreichend beurteilt. Diejenigen Allgemeinärzte, die alle ihre schizophrenen Patienten selbst behandeln, gaben eine deutlich schlechtere Einschätzung der Zusammenarbeit an. Allgemeinärzte, die die Zusammenarbeit mit niedergelassenen Nervenärzten als gut einschätzen, betreuten mehr schizophrene Patienten gemeinsam ($r=0,17$; $p\leq0,05$). Je kompetenter sich die Allgemeinmediziner selbst einschätzten, desto besser bewerteten sie die Zusammenarbeit mit den Nervenärzten ($r=0,19$; $p\leq0,05$).

Die weitere Betreuung der schizophrenen Patienten übernahmen in einem Fünftel der Fälle die Allgemeinärzte alleine; durch Allgemeinärzte und niedergelassene Nervenärzte gemeinsam werden ein Drittel der Patienten betreut und in einem knappen Drittel übernimmt der niedergelassene Nervenarzt die alleinige Behandlung.

Diskussion

In einem Vergleich mit den zahlreichen internationalen Studien zur psychiatrischen Morbidität in der Allgemeinarztpraxis, in denen Allgemeinärzte über ihre Patienten befragt wurden, lag der angegebene Anteil der Patienten mit psychischen Erkrankungen innerhalb der Streubreite der vorliegenden Studien (Katon 1987). Vergleiche werden durch unterschiedliche Erhebungsmethoden sehr erschwert. Jedoch bestätigen die vorliegenden Untersuchungen die bisher im Ausland beschriebenen Ergebnisse auch für Hamburg und zeigen, daß Allgemeinärzte eine bedeutende Rolle bei der Betreuung schizophrener Patienten spielen.

Die Betreuung schizophrener Patienten ist keine Aufgabe, die sich Allgemeinärzte alleine zutrauen. In der Studie von Robertson (1979) gaben 87% der Ärzte an, sie könnten eine Psychose nicht alleine behandeln und würden einen derartigen Fall überweisen oder um Hilfe durch einen Facharzt nachsuchen. In der vorliegenden Untersuchung würden sogar 93% einen Fachkollegen hinzuziehen. Die interdisziplinäre Betreuung schizophrener Patienten muß keinesfalls eine Verwischung der Grenzen des jeweiligen Fachgebietes bedeuten. Bei den Ärzten, die Kontakt mit schizophrenen Patienten hatten, bestand eine klare und realistische Vorstellung über die Aufgabenverteilung. Vom Nervenarzt wurde neben der genauen diagnostischen Einordnung die Festlegung der medikamentösen Behandlung und Anwendung systematischer psychotherapeutischer Verfahren erwartet. Die Familienbetreuung und Exploration des sozialen Umfeldes stellt die eigentliche Domäne des Hausarztes dar und die Diagnoseerklärung, Kontaktpflege, Medikamentenabgabe, weitere Gespräche und die Sozialbetreuung wurde als gemeinsames Aufgabenfeld betrachtet. Diese Aufgabenverteilung entspricht den Schwerpunkten des jeweiligen Fachgebietes und ergänzt sich sinnvoll.

Insgesamt zeigt sich, daß sich die Allgemeinärzte eine bessere Kooperation mit psychiatrischen Einrichtungen wünschen. Die geäußerte Zufriedenheit in der Zusammenarbeit mit Nervenärzten schneidet dabei noch am besten ab. Wie wichtig die Förderung kooperativer Behandlungsstrukturen ist, läßt sich aus den Befunden über den Zusammenhang von psychiatrischer Kompetenz und Güte der Zusammenarbeit ableiten. Die Allgemeinärzte, die alle ihre schizophrenen Patienten vom Nervenarzt mitbetreuen ließen und somit einen intensiven Kontakt pflegen, beurteilten die Zusammenarbeit am positivsten. Auch diejenigen, die sich als kompetent beurteilten, suchten eher die Zusammenarbeit mit dem Nervenarzt. Diese Befunde stützten auch Untersuchungen aus dem europäischen Ausland (Kates 1988; Strathdee 1988; Rizzardo et al. 1986).

Diese Befunde sprechen gegen die geäußerten Befürchtungen, daß je mehr psychiatrische Kompetenz Allgemeinärzte erlangen, desto weniger Nervenärzte involviert werden. Ganz im Gegenteil zeigt sich hier, daß eine verbesserte Ausbildung der Allgemeinärzte in psychiatrischen Fragen eine verstärkte Zusammenarbeit von Allgemeinärzten, niedergelassenen Nervenärzten, Psychologen, Kliniken und ambulanten Einrichtungen fördern würde und dadurch eine integrierte Versorgung der schizophrenen Patienten gewährleistet werden könnte (Nazareth u. King 1992; Falloon 1992).

Zusammenfassung

Für den Versorgungsraum Hamburg wurde mit einem zweiseitigen Fragebogen die psychiatrische Morbidität im allgemeinen und die Betreuung schizophrener Patienten im speziellen in Praxen von Allgemeinärzten und Praktischen Ärzten erhoben. Die angegebene Morbidität von Patienten mit psychischen Störungen lag im unteren Bereich der Angaben in den zahlreichen internationalen Untersuchungen. Der Anteil schizophrener Patienten war mit 0,45% vergleichbar mit den wenigen Studien, in denen diese Daten erhoben worden sind. Die Diagnose „Schizophrenie" wurde in ca. einem Fünftel der Fälle in der Allgemeinarztpraxis gestellt und fast ein Drittel der schizophrenen Patienten wurde ausschließlich von Allgemeinmedizinern betreut.

Dies läßt vermuten, daß ein relevanter Anteil der schizophrenen Patienten in der Allgemeinarztpraxis noch keinen Kontakt mit einem Nervenarzt oder einer psychiatrischen Institution hatte.

Trotz der in den letzten 20 Jahren stark angestiegenen Zahl der niedergelassenen Nervenärzte, bleibt der Allgemeinarzt ein wichtiges Element in der Betreuung psychisch Kranker. Aus den Ausführungen ergibt sich die Notwendigkeit von verbesserter Ausbildung der Allgemeinärzte in psychiatrischen Fragen und die verstärkte Zusammenarbeit von Allgemeinärzten, niedergelassenen Nervenärzten, Psychologen, Kliniken und ambulanten Einrichtungen.

Literatur

Bosch G, Pietzcker A (1975) Nachbehandlung krankenhausentlassener schizophrener Patienten – Ergebnisse einer empirischen Untersuchung. In: Enquete-Kommission (Hrsg). Anhang: Zum Bericht über die Lage der Psychiatrie in der Bundesrepublik Deutschland – Zur psychiatrischen/psychotherapeutischen Versorgung der Bevölkerung. Deutscher Bundestag, 7. Wahlperiode, Drucksache 7/4200, Bonn

Dilling H, Weyerer S, Enders I (1978) Patienten mit psychischen Störungen in der Allgemeinpraxis und ihre psychiatrische Überweisungsbedürftigkeit. In: Häfner H (Hrsg) Psychiatrische Epidemiologie. Springer, Berlin Heidelberg New York

Eich PE (1990) Der praktische Arzt in sozialpsychiatrischen Konzepten der Schizophreniebehandlung. Therap Umschau 3:225–232

Enquete Kommission (1975) Bericht über die Lage der Psychiatrie in der Bundesrepublik Deutschland – Zur psychiatrischen/psychotherapeutischen Versorgung der Bevölkerung. Deutscher Bundestag, 7. Wahlperiode, Drucksache 7/4200, Bonn

Falloon IR (1992) Early intervention for first episodes of schizophrenia: a preliminary exploration. Psychiatry 55(1):4–15

Herr R, Maier W, Benkert O (1995) Results from the Maintz Centre. In: Üstun TB, Sartorius N (eds) Mental illness in General Health Care. Wiley & Sons, Chichester New York Ontario

Kates N (1988) Psychiatric consultation in the family physician's office. Gen Hosp Psychiatry 10:431–437

Katon W (1987) The epidemiology of medical care. Int J Psychiatry Med 17:93–112

Linden M, Helmchen H (1995) Results from the Berlin Centre. In: Üstun TB, Sartorius N (eds) Mental illness in General Health Care. Wiley & Sons, Chichester New York Ontario

Nazareth ID, King MB (1992) Controlled evaluation of management of schizophrenia in one general practice: a pilot study. Fam Pract 9(2):171–172

Rizzardo R, Rovea A, Magni G (1986) The general practicioner and the psychiatric health service in Italy after the reform: Opinions and experiences in an urban district. Acta Psychiatr Scand 73:234–238

Robertson NC (1979) Variations in referral patterns to psychiatric services by general practionors. Psychol Med 9:355–364

Strathdee G (1988) Psychiatrists in primary care: The general practitioners viewpoint. Fam Pract 5:111–115

Üstun TB, Sartorius N (1995) Mental illness in General Health Care. Wiley & Sons, Chichester New York Ontario

Zintl-Wiegand A, Schmidt-Maushart C, Leisner R, Cooper R (1978) Psychische Erkrankungen in Mannheimer Allgemeinpraxen. Eine klinische und epidemiologische Untersuchung. In: Häfner H (Hrsg) Psychiatrische Epidemiologie. Springer, Berlin Heidelberg New York

Psychosoziale Faktoren in der Behandlung der Schizophrenie

A. FINZEN

Einleitung

In einer Übersicht über die Ergebnisse der Behandlung der Schizophrenie kommen Lehman et al. (1995) zu einem ernüchternden Ergebnis: Konventionelle Neuroleptika bewirkten eine Remission und verhüten den Rückfall; sie wirken zudem günstig auf sekundäre Negativsymptome; gegen primäre Negativsymptome wirken sie nicht. Clozapin und Risperidon haben ein ähnliches Wirkungsprofil. Ob sie darüber hinaus auf primäre Negativsymptome wirken, ist beim Clozapin fraglich, beim Risperidon unbestimmt. Die Elektrokrampftherapie kann eine Remission bewirken. Familieninterventionen können Rückfälle vermeiden. Clozapin, medikamentöse Zusatztherapien und Elektrokrampfbehandlung haben zudem eine günstige Wirkung auf depressive Verstimmungszustände, Angst und Aggressivität. Alles andere ist unbestimmt (ND = not determined). Das gilt für die Wirkung aller Verfahren auf kognitive Störungen. Das gilt durchgängig für psychologische Therapieverfahren (außer für die Verbesserung der Alltagsbewältigung, wenn ein entsprechendes Training durchgeführt wird). Das gilt für Familieninterventionen, für berufliche Rehabilitation (die, was Wunder, allenfalls zu einer Verbesserung des Verhaltens bei der Arbeit führt), das gilt aber auch für Case Management und Assertive Community Training.

Kein Anlaß zur Resignation

Diese Bilanz ist in der Tat ernüchternd. Vor vorschneller Resignation sei dennoch gewarnt. Denn eines haben die psychosozialen Therapieverfahren bei aller Vielfalt gemeinsam: Sie sind komplex; sie sind beschreibbar; aber sie sind nur schwer exakt abgrenzbar. Damit sind sie für wissenschaftliche Evaluationen nur schwer faßbar. Sie lassen sich schon gar nicht unter unanfechtbaren Bedingungen kontrollierter klinischer Studien untersuchen. Deshalb bleibt zwangsläufig manches unbestimmt, was im klinischen Alltag evident zu sein scheint. Deshalb wird andererseits manche scheinbar spezifische Wirkung psychosozialer Verfahren in Wirklichkeit auf unspezifische Faktoren wie emotionale Zuwendung und allgemeine Aktivierung zurückzuführen sein.

Dieses Dilemma ist nicht neu. Es hat die Psychotherapieforschung seit ihren Anfängen ebenso begleitet wie die frühe Sozialpsychiatrie mit ihren klassischen milieutherapeutischen, rehabilitativen und allgemeinen soziotherapeutischen Konzepten. Es spricht einiges dafür, daß die gegenwärtigen speziellen psychosozialen Verfahren sich aus der klassischen Sozialpsychiatrie heraus entwickelt und von ihr abgespalten haben, weil sie den Vorteil der Meßbarkeit haben. Das gilt für psychoedukative Methoden bei Kranken und Angehörigen ebenso wie für das integrierte psychologische Therapieprogramm (IPT) oder die vielfältigen psychosozialen Trainingsprogramme zur Alltagsbewältigung.

„Klassische" sozialpsychiatrische Konzepte

Was ist Soziotherapie?

Dennoch – oder gerade deswegen – wollen wir zunächst einmal bei den klassischen Konzepten psychosozialer Intervention verharren. Denn reflektierte, auf die einzelnen Kranken ausgerichtete soziotherapeutische Konzepte sind die Grundlage therapeutischen Handelns in psychiatrischen Einrichtungen und Diensten, wie das Soziale Rahmen allen menschlichen Handelns ist. Der Begriff der Soziotherapie wird unterschiedlich verwendet. Die einen benutzen ihn synonym mit Milieutherapie, andere verstehen darunter die therapeutischen Aktivitäten von Sozialarbeiterinnen und Sozialtherapeutinnen. Wieder andere verstehen darunter ein Bündel von therapeutischen Techniken und Verfahren aus dem Bereich der Gruppen-, Beschäftigungs-, Arbeitstherapie und Rehabilitation. Soziotherapie ist gewiß mehr als die aufeinander abgestimmte Anwendung von Arbeits- und Beschäftigungstherapie verbunden mit Freizeitgestaltung. Soziotherapie ist auch mehr als die Einbeziehung von Angehörigen, Freunden, Nachbarn und Arbeitskollegen in den therapeutischen Plan – auch mehr als die Gestaltung eines therapeutischen Milieus. Soziotherapie ist ein komplexer therapeutischer Ansatz, der sich am Ende zu einer Form therapeutischer Kultur entwickelt, als etwas, was man früher – gelegentlich mit starker ideologischer Tönung – eine therapeutische Gemeinschaft genannt hat.

Grundlagen und Prinzipien

Grundlage aller Konzepte der Soziotherapie ist die Vorstellung, daß die soziale Umwelt innerhalb der psychiatrischen Institution – wie auch außerhalb – von entscheidender Bedeutung für den Verlauf und die Ausprägung psychischer Erkrankungen ist, und daß soziale Maßnahmen positiv oder negativ auf die Krankheitssymptomatik einwirken können. Soziotherapeutische Konzepte reichen vom einfachen Anspruch, das therapeutische Milieu freundlich und menschlich zu gestalten bis zum komplexen System der therapeutischen Gemeinschaft, wie es von Maxwell Jones und seinen Anhängern gepflegt wurde. Hinter dem Aufschwung der Soziotherapie in den vergangenen Jahrzehnten steht die Erkenntnis, daß ein anregungsarmes soziales Milieu in den psychiatrischen Anstalten – aber auch außerhalb bei Vereinsamung oder unzureichender Betreuung in der Familie – in Gestalt von Hospitalisierungsschäden unnötiges Leid über viele Kranke gebracht hat –, insbesondere über viele Schizophreniekranke.

Zu den Grundprinzipien der Soziotherapie gehören folgende Faktoren: Gestaltung eines möglichst „normalen", freundlichen und offenen Milieus in der Klinik, in der Übergangseinrichtung oder zu Hause. Die Kranken sollen nicht wie Insassen, sondern wie Mitmenschen behandelt werden. Notwendige Freiheitseinschränkungen innerhalb der Klinik müssen plausibel gemacht werden. Der Tagesablauf ist zu strukturieren und zu gestalten. Zeiten von Beschäftigung und Pausen mit Gelegenheit zu eigenständiger Betätigung wechseln einander ab. Gelegenheit zur Begegnung mit anderen Menschen innerhalb und außerhalb der psychiatrischen Institution in informellen und in Therapiegruppen wird vermittelt. Die Orientierung der Kranken zum außerpsychiatrischen Bezugssystem wird auch innerhalb psychiatrischer Kliniken erhalten, gefördert und wiederbelebt. Kontakte zu Angehörigen, Freunden und Kollegen werden gepflegt. Begegnungen und soziale Kontakte werden während des Aufenthaltes in psychiatrischen Institutionen durch therapeutisch orientierte Ausgangs- und Urlaubsregeln gefördert.

Selbsthilfe hat Vorrang vor Fremdhilfe. Die Kranken werden motiviert, all das selbständig zu tun, wozu sie in der Lage sind. Entmündigende therapeutische Praktiken werden überwunden oder von vornherein vermieden. Die Kranken werden ermutigt, für sich selber zu sorgen, soweit dies immer möglich ist, sei es in der Klinik, in anderen Institutionen oder zu Hause. Dabei wird in Kauf genommen, daß die bemühte Selbstständigkeit unter Umständen mehr Zeit in Anspruch nimmt und möglicherweise nicht so effizient ist, wie die Helfer sich das wünschen oder wie sie es leisten könnten.

Integrierter Ansatz

Soziotherapie und Psychotherapie und biologische Therapieverfahren schließen einander nicht aus. Sie ergänzen einander. Dabei ist die Soziotherapie die allgemeinere, schwieriger abzugrenzende Grundlage der Behandlung, während Psychotherapie und Pharmakotherapie in ihren Methoden sehr viel spezifischer definiert sind und auch spezifischer ansetzen. Soziotherapie fördert die normalen, regelhaften, allgemeinen, alltäglichen, gesunden, nicht an Krankheit gebundenen Anteile eines Individuums. In dem Maße, in dem Kranke in unbestimmten, allgemeinen, informellen Situationen ihre Reaktionen und Anforderungen aus dem Alltag auf Regeln, auf Normales, auf Banales kennen- und überprüfen lernen können, in dem Maße findet Soziotherapie statt. Dazu gehört, daß Regeln, daß Alltag, schlicht die soziale Wirklichkeit, auch für die Kranken wahrnehmbar in den therapeutischen Rahmen eingebracht werden.

Historische Perspektiven

Wurzeln in der Psychiatriereform

Die Entwicklung moderner milieutherapeutischer und soziotherapeutischer Konzepte ist unauflöslich mit der Psychiatriereform der vergangenen Jahrzehnte verbunden; und diese Reform war die Grundlage für die Entwicklung einer zeitgemäßen und wirksamen Behandlung schizophrener Psychosen. Pionierleistungen auf diesem Gebiet war die berühmte Drei-Krankenhäuser-Studie von Brown u. Wing (1974) oder der Erfahrungsbericht Bartons über die „Anstaltsneurose" und ihre Überwindung. Zunächst ging es nicht vorrangig um die Entwicklung neuer spezifischer Therapiekonzepte, sondern um die Überwindung und Vermeidung von Hospitalisierungsschäden, von denen Schizophreniekranke in besonderer Weise betroffen waren. Zentrales greifbares Ergebnis der Pionierstudie von Brown u. Wing (1974) beispielsweise war die Feststellung, daß vier Stunden strukturierter Aktivität pro Tag zur Vermeidung und Überwindung solcher Schäden notwendig waren und ausreichten – und das Fernsehen nicht als „Aktivität" zu betrachten ist.

Fast gleichzeitig beobachteten Wing et al. (1964), daß forcierte Rehabilitationsversuche zwar das gleiche Ziel erreichten, daß sie aber nicht selten mit einer Provokation von akuten psychotischen Symptomen verbunden waren. Diese Beobachtungen hatten die Hypothese zur Folge, daß der Verlauf psychotischer Erkrankungen etwas mit sozialer Über- bzw. Unterstimulation zu tun habe, aus der sich später das Konzept von der Plus- und der Minussymptomatik bei schizophrenen Psychosen und noch später jenes von der Positiv- und Negativsymptomatik entwickelte. Tatsächlich waren die Beobachtungen Browns und Wings, die sich nach der psychiatrischen Anstalt auch dem „Patienten zu Hause" zuwandten, später auch die Grundlage für die Entwicklung der Vorstellung, daß das Familienmilieu – das Ausmaß der emotionalen Spannung innerhalb der Familie – sich positiv oder negativ auf den Krankheitsverlauf auswirkt (vgl. Katschnig 1989).

Ein frisches literarisches Zeugnis

Darüber darf nicht in Vergessenheit geraten, daß soziotherapeutische Vorstellungen, die noch heute erstaunlich aktuell wirken, die Geschichte therapeutischen Handelns in der Psychiatrie von Anfang an durchziehen. Erstaunen mag uns allenfalls, wenn wir einem frühen literarischen Zeugnis von praktischer Soziotherapie in Goethes „Wilhelm Meister" begegnen. Der Geistliche, der den wahnsinnigen Harfenspieler in Obhut genommen hat, findet „die Mittel, vom Wahnsinne zu heilen", sehr einfach. Es sind dieselben, mit denen man gesunde Menschen hindert, wahnsinnig zu werden. Man errege ihre Selbsttätigkeit, man gewöhne sie an Ordnung, man gebe ihnen einen Begriff, daß sie ihr Sein und Schicksal mit so vielen gemein haben, daß das außerordentliche Talent und das höchste Unglück nur kleine Abweichungen von dem Gewöhnlichen sind; so wird sich kein Wahnsinn einschleichen und wenn er da ist, nach und nach wieder verschwinden.

„Ich habe des alten Mannes Stunden eingeteilt, er unterrichtet einige Kinder auf der Harfe, hilft im Garten arbeiten und ist schon viel heiterer... Ein tätiges Leben führt so viele Ereignisse herbei, daß er bald fühlen muß, daß jede Art von Zweifel nur durch Wirksamkeit behoben werden können. Ich gehe sachte zu Werke; wenn ich ihm aber noch seinen Bart und seine Kutte wegnehmen kann, so habe ich viel gewonnen: denn es bringt uns nichts näher dem Wahnsinn, als wenn wir uns vor anderen auszeichnen, und nichts hält so sehr den gemeinen Verstand, als im allgemeinen Sinne mit vielen Menschen zu leben".

Hier sind in der Sprache des Dichters allgemeingültige Leitlinien psychosozialer Behandlung formuliert: Leben in der Gemeinschaft, wo immer dies möglich ist, Betätigung, ein Mindestmaß an Ordnung, Strukturierung des Tagesablaufes, Integration – und alles dies in Abstimmung auf die Möglichkeiten und die individuellen Grenzen der Kranken.

Von der therapeutischen Gemeinschaft zum psychoedukativen und gezielten psychosozialen Training

Das Verschwinden milieutherapeutischer Konzepte

Soziotherapeutische und milieutherapeutische Konzepte mit Elementen der therapeutischen Gemeinschaft waren vor allem in England und in den Vereinigten Staaten, aber auch in den führenden Einrichtungen der deutschsprachigen Länder in den 60er und 70er Jahren überall dort zentraler Bestandteil der therapeutischen Kultur, wo man sich der Behandlung und der Rehabilitation von Schizophreniekranken verschrieben hatte. Um so überraschender ist es, daß die klassischen sozialpsychiatrischen Konzepte, die Milieutherapie und die therapeutische Gemeinschaft, in den aktuellen (in den 90er und in der zweiten Hälfte der 80er Jahre) erschienenen Monographien zur Schizophrenietherapie nicht vorkommen. Die Verfahren, die dort erwähnt und behandelt werden, sind ausschließlich psychoedukative und Familieninterventionsverfahren, kognitives Training und Training in sozialen Fertigkeiten, Training von kommunikativen und instrumentellen Fähigkeiten und ähnliche Verfahren.

Spezifität und Meßbarkeit

Diese Verfahren, das wurde oben bereits festgestellt, haben den Vorteil, daß sie im Vergleich zu allgemeinen soziotherapeutischen Konzepten meßbar sind. Dabei darf aber nicht übersehen werden, daß ihre Spezifität dazu geeignet ist, zu verdecken, daß auch sie auf dem Hintergrund eines allgemeinen mehr oder weniger therapeutischen sozialen Milieus wirksam sind. Die spezifischen psychosozialen Verfahren bei der Behandlung der Schizophrenie – und bei anderen psychischen Störungen – lassen sich nur schwer – oder nur im Rahmen eines definierten therapeutischen Settings – isoliert betrachten. Was das bedeutet, bedarf der Untersuchung. Zwei Beispiele mögen das unterstreichen. Foudraine (1973) hat im Rahmen seines Berichtes über die Schizophrenietherapie in der psychoanalytisch ausgerichteten Privatklinik Chesnut-Lodge gezeigt, daß die Kranken, die täglich eine Stunde psychoanalytisch behandelt wurden, die gleichen Hospitalisierungsschäden aufwiesen wie die Schizophreniekranken in anderen Anstalten der damaligen Zeit. Das änderte sich erst, als zusätzlich zur Psychotherapie ein milieutherapeutisches Konzept umgesetzt wurde.

Alternative oder Ergänzung

Die neuen psychosozialen Verfahren zur Behandlung schizophrener Psychosen oder zu ihrer Unterstützung haben entweder psychoedukativen oder Trainingscharakter; oder sie sind eine Verbindung von beiden. Sie alle haben die Vulnerabilitäts-Streß-Hypothese von der Bedingtheit schizophrener Psychosen als Grundlage. Sie alle gehen davon aus, daß das Wissen über die Krankheit Patientinnen und Patienten sowie ihren Angehörigen dabei helfen kann, die Krankheit ganz oder teilweise zu bewältigen, durch die Krankheit bedingte Defizite aufzuarbeiten und zu lernen, mit der Krankheit zu leben, wenn die Symptome nicht überwindbar sind. Wienberg (1995) schreibt mit Recht, es könne festgestellt werden, daß mit dem Verletzlichkeits-Streß-Bewältigungs-Modell eine Grundlage geschaffen worden sei, „die wohl selten in der Geschichte der Psychiatrie so breit war wie heute". Übergreifende krankheitsunspezifische Zielsetzungen psychoedukativer Ansätze sind, so Stern (1993):

- Umfassende Aufklärung,
- Förderung von Compliance,
- Reduzierung von Angst,
- Änderung der Lebensweise,
- Förderung der individuellen Bewältigungskompetenz im Umgang mit der Erkrankung und ihren Folgen.

Psychoedukation stützt sich zunächst auf die gesunden Anteile der Erkrankten und nimmt sie als „aktive und mitverantwortliche Subjekte" (Goldmann 1988) ernst. Psychoedukative Therapie bezieht grundsätzlich kognitive und affektive und verhaltenstherapeutische Aspekte psychischer Störungen ein. Es handelt sich somit um einen pädagogischen Ansatz der mit psychodynamisch-psychotherapeutischen Elementen verbunden ist. Psychoedukative Therapie strebt Wissensvermittlung und wechselseitigen Austausch der Konzepte von Therapeuten und Klienten an, kognitive Neuorientierung, emotionale Entlastung und gezielte Verhaltensmodifikation. Sie will individuelle Bewältigungsfähigkeiten und Selbsthilfekompetenzen der Betroffenen fördern (Wienberg 1995; Hornung u. Buchkremer 1992). Dazu gehört auch die Vermittlung eines Konzepts von der schizophrenen Psychose, das die Kranken teilen können. Gebhard u. Stieglitz (1993) formulieren dies folgendermaßen:

„Völlig unabhängig von der jeweiligen Ausgestaltung der verhaltenstherapeutischen Konzepte ist der erste Schritt immer die Vermittlung eines Krankheitskonzeptes, das auf dem Vulnerabilitäts-Streß-Modell aufbauen sollte. Dabei ist es wichtig, die verschiedenen Defizite und auch die Schwere der Beeinträchtigung, aber durch das Aufzeigen der Bedeutung der gesunden Anteile, der Kompetenzen und der vielfältigen Bewältigungsmöglichkeiten dem Betroffenen die Notwendigkeit einer aktiven Mitgestaltung nahe zu bringen. Ohne die Grenzen der Belastbarkeit außer acht zu lassen, wird der Patient als Experte für seine Erkrankung ernst genommen. Dadurch ist er nicht länger passiver Empfänger einer Therapie, sondern aktiver Mitgestalter".

Wienberg u. Sibum (1995) definieren die psychoedukative Therapie folgendermaßen:

„Es handelt sich um eine verhaltenstherapeutische Variante von Psychotherapie im weiteren Sinne. Sie fokussiert vor allem die Problemlösungsperspektive und zielt darauf ab, zum Verstehen und zur Verarbeitung des Krankheitsgeschehens beizutragen, Ängste zu reduzieren, ein positives Selbstkonzept zu fördern und die Autonomie der Betroffenen zu verstärken. Notwendige Bestandteile sind die Erarbeitung eines gemeinsamen Krankheitskonzeptes sowie die gezielte Förderung der Selbsthilfe und Bewältigungskompetenzen der Betroffenen im Umgang mit ihrer Verletzlichkeit bzw. ihrer Krankheit".

Auf dieser Grundlage sind eine Fülle von Verfahren entstanden, die ihren Schwerpunkt in der Psychoedukation oder im (kognitiven) Training haben. Am ausgefeiltesten sind das integrierte psychologische Therapieprogramm (ITP von Brenner und anderen; vgl. Roder et al. 1992) und das soziale Fertigkeitstraining von Liberman et al. (1990). Ausführliche Manuale zur Psychoedukation liegen vor von Hornung (1995) und Wienberg (1995). Ein differenziertes Programm wird auch von Süllwold u. Herrlich (1992) vorgelegt. Zu Einzelheiten sei auf die erwähnten Publikationen verwiesen.

Hornung (1995) hat gezeigt, daß die Unterschiede zwischen Schizophreniekranken, die einem psychoedukativen Verfahren unterzogen worden waren, und jenen Schizophreniekranken der Kontrollgruppe aus der gleichen Klinik, die solide milieutherapeutisch fundiert arbeitet, nicht sensationell groß waren. Daraus ließe sich die Schlußfolgerung ziehen, daß ausgefeilte milieutherapeutische, rehabilitativ orientierte psychiatrische Einrichtungen sehr wohl Elemente psychoedukativer Verfahren enthalten, ohne daß diese eindeutig definiert sind – daß diese aber dennoch wirksam waren. Unter diesem Aspekt lohnt es sich auch im Hinblick auf die Kräfteökonomie zu prüfen, wie psychoedukative und klassische milieutherapeutische Ansätze einander ergänzen können, und wo sie möglicherweise zu Doppelgleisigkeit der Therapie führen.

Die Tatsache, daß Lehmann et al. (1995) die Wirksamkeit der psychosozialen Verfahren als nicht erwiesen (not determined) betrachten, ist kein Anlaß zur Entmutigung. Zum einen berichten Kranke wie Angehörige durchgehend davon, daß der Einsatz solcher Verfahren ihnen bei der Krankheitsbewältigung hilft. Zum anderen besteht ein durchgehender positiver klinischer Eindruck. Dieser beweist zwar nichts, aber er ermutigt uns, den Einsatz solcher Verfahren voranzutreiben und Untersuchungsmethoden zur Erforschung ihrer Wirksamkeit zu entwickeln.

Psychosoziale Faktoren im Vorfeld der Behandlung

Krankheitsverhalten

Psychosoziale Faktoren bei der Behandlung schizophrener Kranker werden aber nicht ausschließlich im Rahmen der Therapie wirksam. Sie spielen auch im Vorfeld und im Umfeld der Behandlung eine Rolle. Das gilt für das Krankheitsverhalten von unmittelbar Betroffenen und Angehörigen. Es gilt für die Reaktionen von Freunden, Arbeitskollegen und Öffentlichkeit. Es gilt für die vielfältigen Beziehungen der Stigmatisierungsfolgen über den Umgang mit der Krankheit, aber auch für die Auswirkungen des Stigmas Schizophrenie auf die Haltung der Therapeuten (vgl. Finzen 1996).

Schizophrenie und Stigma

Die Kranken erleben die Stigmatisierung und ihre Folgen ständig. Sie müssen sich sorgfältig überlegen, wem sie von ihrer Krankheit erzählen und wem gegenüber sie darüber schweigen. Sie müssen sich überlegen, wie sie sie benennen – ob sie etwa von psychischen Problemen, von Psychose oder gar von Schizophrenie sprechen. Sie stehen immer wieder vor dem Dilemma, einerseits ihre Einschränkungen durch Krankheitsfolgen oder durch Medikamenteneinnahme erklären zu müssen, andererseits nicht preiszugeben, was nachteilig für sie ist. Wenn sie sich entschließen, zu schweigen, sind sie diskreditierbar durch Bloßstellung und Verrat. Wenn sie sich offenbaren, setzen sie sich all jenen Verurteilungen und Fehleinschätzungen aus, die mit dem Bild der Krankheit in der Öffentlichkeit verbunden sind. Im Bekannten- und Freundeskreis sowie unter Kollegen haben sie dann allerdings auch die Chance, Hilfe zu erfahren.

Eine Schwierigkeit besteht darin, daß sie ja selber Teil der Öffentlichkeit sind und daß sie deren Bild von der Krankheit, trotz gegenteiliger

Erfahrungen, bis zu einem gewissen Grad teilen. Die Auseinandersetzung mit dieser Tatsache ist ein wichtiger Bestandteil des Stigma-Managements. Erst wenn man sich bewußt ist, daß man sich unberechtigten Gefühlen von Scham, Schuld und Schande wegen seiner Krankheit nicht so leicht entziehen kann, wird die Auseinandersetzung mit der Stigmatisierung und deren Folgen durch die anderen möglich. Unter anderem ist es deshalb notwendig, daß die Kranken ihre Diagnose kennen, daß sie fachlich begründetes Wissen über sie erwerben und daß sie sich auf die Auseinandersetzung mit ihr einlassen. Dazu gehört auch und vor allem die Information über unterschiedliche Auffassungen von Psychiatrie und Öffentlichkeit von der Krankheit. Unsere Aufgabe ist es, sie dazu zu befähigen, sich gegen die durch die Stigmatisierung bedingte Ungerechtigkeiten zu wehren und, wo immer möglich, zu bewältigen, auch wenn das alles andere als leicht ist. Dies ist ein bedeutender psychosozialer Faktor der Behandlung Schizophreniekranker.

Literatur

Brown GW, Wing JK (1974) Institutionalismus und Schizophrenie. In: Finzen A (Hrsg) Hospitalisierungsschäden in psychiatrischen Krankenhäusern. Piper, München

Dixon LB, Lehman AF, Levin J (1995) Conventional antipsychotic medications for schizophrenia. Schizophr Bull 21(4):561–566

Finzen A (1996) „Der Verwaltungsrat ist schizophren" – Die Krankheit und das Stigma, Psychiatrie Verlag, Bonn

Foudraine J (1973) Wer ist aus Holz? Piper, München

Gebhardt R, Stieglitz RD (1993) Schizophrenie. In: Linden M, Hautzinger M (Hrsg) Verhaltenstherapie, 2. Aufl. Springer, Berlin Heidelberg New York Tokyo

Goethe JW (1794–1796) Wilhelm Meister. Originalausgabe, Band 1–4

Goldmann CR (1988) Toward a definition of psychoeducation. Hosp Comm Psychiatr 39:666–668

Hornung PW (1995) Kooperative Psychopharmakotherapie und Psychoedukatives Medikamententraining bei schizophrenen Patienten. Habilitationsschrift, Münster

Hornung WP, Buchkremer G (1992) Psychoedukative Interventionen zur Rezidivprophylaxe schizophrener Psychosen. In: Rifkin A, Osterheider M (Hrsg) Schizophrenie – aktuelle Trends und Behandlungsstrategien. Springer, Berlin Heidelberg New York Tokyo

Katschnig H (Hrsg) (1989) Die andere Seite der Schizophrenie – Patienten zu Hause. Psychologie Verlags Union, München

Kieserg A, Hornung WP (Hrsg) (1994) Psychoedukatives Training für schizophrene Patienten (PTS). dgvt, Tübingen

Lehmann AF, Carpenter WT, Goldman HH, Steinwachs DM (1995) Treatment outcomes in schizophrenia: implications for practice, policy and research. Schizophr Bull 21 (4):669–675

Liberman RP, Wallace C (1990) Neuere Entwicklungen des Trainings sozialer Fertigkeiten für chronisch Kranke. In: Olbrich R (Hrsg) Therapie der Schizophrenie. Kohlhammer, Stuttgart Berlin Köln, S 83–99

Olbrich R (1995) Die Rehabilitation Schizophrener. In: Häfner H (Hrsg) Was ist Schizophrenie? Fischer, Stuttgart Jena New York

Roder V, Brenner HD, Kienzle N, Hodel B (Hrsg) (1992) Integriertes Psychologisches Therapieprogramm für schizophrene Patienten (IPT). Psychologie Verlags-Union, Weinheim

Stern MJ (1993) Group therapy with medically ill patients. In: Alonso A, Swiller HL (eds) Group therapy in clinical practice. American Psychiatric Press, Washington

Süllwold L, Herrlich J (1992) Vermittlung eines Krankheitskonzeptes als Therapiebestandteil bei schizophren Erkrankten. In: Brenner HD, Böker W (Hrsg) Verlaufsprozesse schizophrener Erkrankungen. Huber, Bern Göttingen Toronto Seattle

Wienberg G (Hrsg) (1995) Schizophrenie zum Thema machen. Grundlagen und Praxis Manual und Materialien, Psychiatrie Verlag, Bonn

Wienberg G, Sibum B (1995) Psychoedukative Therapie schizophren Erkrankter – Einordnung und Überblick. In: Wienberg G (Hrsg) Schizophrenie zum Thema machen. Psychiatrie Verlag, Bonn

Wing JK, Bennett D, Denham J (1964) The industrial rehabilitation of longstay schizophrenic patients. HMS, London

Clozapin in der Kinder- und Jugendpsychiatrie
Auswertung eines zehnjährigen Drug-Monitorings

G.-E. TROTT, P. KREIENKAMP und H. GOLD-CARL

Antipsychotika oder – wie sie wegen ihres sedierenden Effektes auch genannt wurden – Neuroleptika spielen in der Kinder- und Jugendpsychiatrie eine wichtige Rolle und haben eine Vielzahl von Indikationen. Im Gegensatz dazu liegen bislang systematische Studien zur Pharmakokinetik und Wirksamkeit dieser Substanzen bei Kindern und Jugendlichen kaum vor. Interessant an dieser Substanzklasse ist auch, daß bei Kindern und Jugendlichen keine Beziehungen zwischen Plasmaspiegel und therapeutischem Effekt bisher belegbar gewesen sind (Geller 1991).

Schizophrene Psychosen mit frühem und sehr frühem Krankheitsbeginn stellen schwerwiegende Erkrankungen dar, die die Entwicklung junger Menschen in ganz erheblichem Maße ungünstig beeinflussen können. Eine wirksame Behandlung ist deshalb für die Langzeitprognose von größter Wichtigkeit. Die klinische Erfahrung zeigt jedoch, daß junge schizophrene Patienten auf die Pharmakotherapie mit Antipsychotika schlechter als Erwachsene ansprechen und dabei mehr Nebenwirkungen entwickeln (Trott et al. 1994). Zwar sind auch bei jugendlichen Patienten die produktiven Symptome wie Halluzinationen, Angst, Spannung und Erregung mit den klassischen Medikamenten angehbar, ihre Wirksamkeit ist jedoch weniger ausgeprägt als bei Erwachsenen. Gerade bei Psychosen mit sehr frühem Krankheitsbeginn (d.h. vor dem vollendeten 14. Lebensjahr) ist das Ansprechen auf die übliche neuroleptische Behandlung deutlich schlechter (Campbell et al. 1985).

So wird verständlich, daß Clozapin als atypisches Antipsychotikum für die Kinder- und Jugendpsychiatrie von besonderem Interesse ist. Im Gegensatz zu den klassischen Antipsychotika hat es eine nur geringe Affinität zu D2-Rezeptoren und eine hohe zu D1-Rezeptoren (Trott et al. 1993). Extrapyramidal-motorische Nebenwirkungen sind extrem selten, über Spätdyskinesien wurde bislang nur von einem einzigen Fall berichtet (Kane et al. 1988), der nicht unumstritten ist. Es ist bekannt, daß durch Clozapin die Krampfschwelle gesenkt wird, und die Gefahr des Auftretens von Agranulozytosen hat eine weitere Verbreitung verhindert, wenngleich diese bei wöchentlichen Blutbildkontrollen während der ersten sechs Behandlungsmonate bei unter 1% liegt (Campbell et al. 1993).

Bislang liegen jedoch nur wenige offene Studien zu Erfahrungen mit Clozapin in der Kinder- und Jugendpsychiatrie vor (Siefen u. Rem-

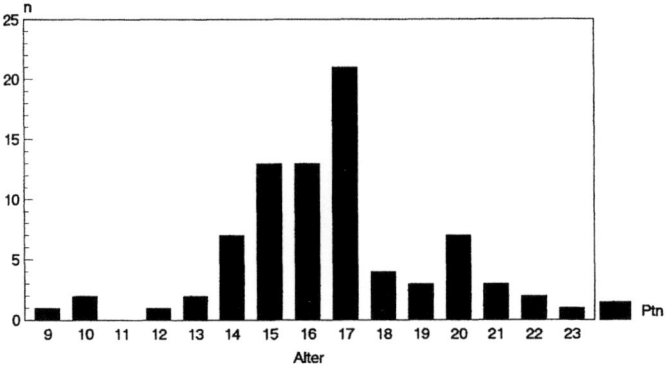

Abb. 1. Altersverteilung

schmidt 1986; Schmidt et al. 1990; Birmaher et al. 1992; Althoff u. Freisleder 1992; Schulz et al. 1994).

In der Klinik für Kinder- und Jugendpsychiatrie der Universität Würzburg wird Clozapin seit 1982 kontrolliert unter den Bedingungen des Drug-Monitorings eingesetzt. Bislang wurden 112 Patienten behandelt.

Für die im Zeitraum von 1982–1992 behandelten 80 Patienten haben wir die Anwendungsbeobachtungen und die Behandlungsergebnisse systematisch ausgewertet. Die Altersverteilung lag zwischen 9,0 und 22,1 Jahren, im Mittel waren die Patienten 16,6 Jahre alt.

Die Geschlechtsverteilung war weitgehend ausgeglichen, erfaßt wurden 42 Jungen und 38 Mädchen. Die zugrundeliegenden Diagnosen nach ICD-9 waren am häufigsten eine paranoide Schizophrenie (27,5%), gefolgt von einer hebephrenen (23,8%) und einer katatonen Form (21,3%). 15% litten an einer schizoaffektiven Psychose, 3,75% an einer Manie.

Tabelle 1. Clozapin bei Kindern und Jugendlichen

Diagnosen der mit Clozapin behandelten Patienten			
Paranoid halluzinatorische Schizophrenie	(295,3)	n = 22	27,5%
Hebephrene Schizophrenie	(295,1)	n = 19	23,8%
Katatone Schizophrenie	(295,2)	n = 17	21,3%
Schizoaffektive Psychose	(295,7)	n = 12	15,0%
Manische Psychose	(296,2)	n = 3	
Desintegrative Psychose	(299,1)	n = 2	
Atypische Psychose	(295,8)	n = 1	
Vorübergehende organische Psychose	(293,8)	n = 1	
Chronische organische Psychose	(294,8)	n = 1	
Schizophrener Residualzustand	(295,6)	n = 1	
Nicht näher bezeichnete schizophrene Psychose	(299,9)	n = 1	

Die Erkrankungsdauer vor der aktuellen stationären Aufnahme betrug im Mittel 26,8 Monate, stationäre Vorbehandlungen erfolgten bei 34 Patienten (im Schnitt 2,6 stationäre Aufenthalte), bei 46 Patienten handelte es sich um die erste Hospitalisierung.

Die Dauer der medikamentösen Vorbehandlung bei der aktuellen Episode lag bei 54,2 Tagen, wobei der Zeitraum zwischen 2 und 298 Tagen lag. Die Anzahl der bei der jetzigen Behandlung vorher verordneten Medikamente lag im Schnitt bei 3,23 Antipsychotika, mit einem Streubereich von 0 bis 8. Am häufigsten wurde mit Haloperidol, Chlorprothixen, Flupentixol oder Perazin vorbehandelt.

Grund für die Umstellung auf Clozapin waren in 92,5% der Fälle eine drohende Chronifizierung bei bisher ungenügendem Therapieerfolg, in 50% ausgeprägte Nebenwirkungen der bisher eingesetzten Antipsychotika und in 35% nicht anders beherrschbare Erregungszustände. In 16,3% der Fälle trafen alle drei Gründe gleichzeitig zu.

Die Patienten wurden einschleichend mit Clozapin behandelt. Die Dosis wurde solange gesteigert, bis ein ausreichender therapeutischer Erfolg zu beobachten war. Die maximale Dosis lag bei 800 mg, im Schnitt bei allen Patienten bei 390 mg. Die durchschnittliche Dosis im Behandlungsverlauf lag im Mittelwert bei 308 mg, die durchschnittliche Erhaltungsdosis lag im Mittel bei 350 mg.

Die Behandlungsdauer unter stationären Bedingungen lag im Schnitt bei 53,2 Tagen, die stationäre und ambulante Behandlungsdauer während des Beobachtungszeitraumes bei 6,3 Monaten. In 68,8% der Fälle wurde auch nach der Entlassung aus stationärer Behandlung Clozapin weiter verabreicht. In 31,2% der Fälle erfolgte dies nicht; Gründe hierfür waren in erster Linie die schlechte Compliance der Patienten und gelegentlich

Tabelle 2. Clozapin bei Kindern und Jugendlichen

Gründe für die Umstellung auf Clozapin	
Drohende Chronifizierung bei ungenügender Therapieresponse	92,5%
Ausgeprägte Nebenwirkungen	50,0%
Nicht beherrschbare Erregungszustände	35,0%
Alle drei Gründe trafen in 16,3% der Fälle zu.	

Tabelle 3. Clozapin bei Kindern und Jugendlichen

Dosierung	
Maximale Dosis	(50–800 mg) im Mittel 390 mg
Durchschnittliche Dosis im Behandlungsverlauf	(50–800 mg) im Mittel 308 mg
Durchschnittliche Erhaltungsdosis	(50–800 mg) im Mittel 350 mg

auch mangelnde Bereitschaft der nachbehandelnden Ärzte zur Weiterverordnung mit den bekannten Auflagen.

Bei ungefähr der Hälfte der Patienten (55%) erfolgte zumindest zeitweilig eine Kombinationsbehandlung mit anderen Psychopharmaka. Dies geschah in erster Linie während der Umstellungsphase, bei 72,7% der kombiniert behandelten Patienten waren dies Butyrophenone, bei 32% wurde eine dauernde Kombinationsbehandlung mit Lithiumsalzen durchgeführt.

Bei 18, das sind 22,5% der Patienten, wurde die Behandlung mit Clozapin vorzeitig beendet, die mittlere Dosis bei Abbruch lag im Mittel bei 133 mg (25–300 mg). Gründe für den Abbruch waren bei 11 Patienten eine nicht zufriedenstellende Wirkung. In den meisten Fällen war dies zu Beginn der Studie, als wir mit der Dosierung noch sehr vorsichtig waren und annahmen, daß die Dosierungen bei Jugendlichen niedriger als bei Erwachsenen sein müßten. Bei 6 Patienten führte die unbefriedigende Compliance zum Abbruch, bei 4 Patienten zu einer deliranten Symptomatik, die wir auf eine zu rasche Dosisaufsättigung zurückführten. Eine Verschlechterung sahen wir lediglich bei 3 Patienten, ausgeprägte Nebenwirkungen bei ebenfalls 3 Patienten. Bei 2 Patienten führten Labor- und Blutbildveränderungen vorsichtshalber zum Abbruch, in einem Fall ein ausgeprägter Anstieg der Transaminasen, in einem anderen Fall ein vorübergehender Abfall der Leukozyten unter 2000. Bei 2 Patienten führten zerebrale Krampfanfälle zum Absetzen des Medikamentes.

Die Wirksamkeit des Clozapin muß als hervorragend angesehen werden. Zu bedenken ist, daß nur solche Patienten behandelt wurden, bei denen eine Standardtherapie zu keinem befriedigenden Ergebnis führte und so eine gewisse Negativselektion vorlag. Eine deutliche Verbesserung wurde bei 63,8%, eine Teilbesserung bei 23,8% der Patienten vermerkt. Keine Veränderung des Zustandsbildes zeigte sich bei 7,5%, eine Verschlechterung nur bei 3,8%.

Die ausgeprägtesten Wirkungen erzielte Clozapin auf die Symptome Sinnestäuschung und Wahn, gefolgt von einer Besserung der psychomotorischen Unruhe und der inneren Unruhe. Auch die Minussymptomatik konnte bei bemerkenswert vielen Patienten günstig beeinflußt werden. Die Verbesserung setzte am schnellsten bei der inneren Unruhe nach wenigen Tagen ein, die Besserung der Minussymptomatik erfolgte im Schnitt nach zwei Behandlungswochen.

Tabelle 4. Clozapin bei Kindern und Jugendlichen

Wirksamkeit des Clozapins		
Deutliche Besserung	n=51	(63,8%)
Mäßige Besserung	n=19	(23,8%)
Keine Veränderung	n=6	(7,5%)
Verschlechterung	n=3	(3,8%)

Tabelle 5. Clozapin bei Kindern und Jugendlichen

Nebenwirkungen der Clozapin-Therapie

Tachykardie (>100)	71	(88,8%)
Tagesmüdigkeit	58	(72,5%)
Schläfrigkeit	46	(57,5%)
Hypersalivation	31	(38,8%)
Hypotonie	27	(33,8%)
Temperaturerhöhung (>37,5)	18	(22,5%)
Obstipation	17	(21,3%)
Hyperorexie	14	(17,5%)
Hyperhidrosis	9	(11,3%)
Tremor	8	(10,0%)
Übelkeit	8	(10,0%)
Schwindel	8	(10,0%)

Unter den Nebenwirkungen waren am häufigsten eine Herzfrequenzsteigerung bei 71 Patienten (88,8%) zu beobachten, wobei bei 6 Patienten eine Behandlung erfolgreich mit Atenolol durchgeführt wurde. Tagesmüdigkeit wurde in 72,5% beobachtet, wobei sich eine Tendenz zur Abschwächung mit steigender Behandlungsdauer zeigte. Die Hypersalivation konnte in den meisten Fällen erfolgreich mit Pirenzepin behandelt werden, die Hypotonie mit Ergot-Alkaloiden. Die Hyperorexie scheint eine deutliche Dosisabhängigkeit zu zeigen, ebenso wie Hyperhidrosis und Tremor. Übelkeit und Schwindel wurden insbesondere bei relativ schneller Dosisaufsättigung beobachtet. Die Herzfrequenzbeschleunigung war 6 Wochen nach Beginn der Clozapin-Therapie nicht mehr signifikant erhöht.

Unter der Clozapin-Therapie kam es zu einer Veränderung bestimmter EEG-Parameter. Die Grundfrequenz sank im Mittelwert leicht, biphasisch steile Wellen wurden doppelt so häufig beobachtet, Spike-wave-Komplexe mehr als viermal häufiger. Die Hyperventilationsreaktion wurde unter Clozapin stärker, die Gesamtbeurteilung des EEGs war während der Therapie bei 65,8% der behandelten Patienten auffällig.

Diskrete Absenkungen des Hämoglobinwertes fanden sich in signifikanter Weise während der beobachteten ersten 16 Behandlungswochen, ähnlich die Absenkung der Erythrozytenzahl. Im Differentialblutbild zeigte sich eine relative Verschiebung von Lymphozyten auf Neutrophile in den ersten beiden Behandlungswochen, und in der 3. und 4. Behandlungswoche hatten vorübergehende Erhöhungen der Lebertransaminasen ihren Gipfel.

Wir haben die erhobenen Befunde einer Multivarianzanalyse unterzogen. Dabei fand sich interessanterweise keine signifikante Altersabhängigkeit der Nebenwirkungen. Lediglich tendenziell sahen wir eine Hyperhidrosis und zerebrale Krampfanfälle häufiger bei den älteren Patienten.

Vergleicht man die Nebenwirkungen in Abhängigkeit vom Geschlecht, so war ein signifikanter Unterschied nur bei der Hypotonie festzustellen. Patientinnen beklagten diese Nebenwirkung weitaus häufiger als männliche Patienten. Die Schläfrigkeit war tendenziell bei Jungen häufiger als bei Mädchen zu beobachten.

Zusammenhänge zwischen Alter des Patienten und bestimmten Abbruchgründen fanden sich nicht, auch bestand hier keine Korrelation mit der Diagnose.

Auch in bezug auf die Maximaldosis ließ sich keine Alterskorrelation herstellen. Dies dürfte dadurch zu erklären sein, daß die jüngeren Patienten meist auch schwerer erkrankt sind und deshalb relativ höhere Dosen benötigen. Möglicherweise spielen aber auch pharmakokinetische Gründe hier eine Rolle. Auch fand sich keine Abhängigkeit der erzielten Maximaldosis von der Diagnose. Bemerkenswert war auch, daß die Gesamtwirksamkeit in allen Altersgruppen gleich gut und eine Geschlechtspräferenz nicht zu beobachten war. Desgleichen hat sich die Gesamtwirksamkeit bei keiner Psychoseform einer anderen als überlegen gezeigt. Desgleichen bestand auch keine Abhängigkeit der Gesamtwirkung von der Tatsache, ob neurologische Auffälligkeiten vorbestanden oder nicht.

Bei den Patienten mit Auffälligkeiten im neurologischen Befund trat eine Hypersalivation signifikant häufiger auf. Schwierig zu interpretieren ist der Befund, daß Patienten mit niedriger Intelligenz seltener eine Herzfrequenzbeschleunigung zeigten als normal oder überdurchschnittlich Begabte. Keine Korrelation bestand jedoch zwischen morphologisch (auffälliger CT-Befund) oder neurophysiologisch (auffälliger EEG-Befund) faßbaren hirnorganischen Veränderungen und der Gesamtwirksamkeit. Zerebrale Krampfanfälle sahen wir jedoch tendenziell häufiger bei hirnorganisch Vorgeschädigten.

Keine signifikante Korrelation fand sich zwischen der durchschnittlichen Erhaltungsdosis und der Nebenwirkungshäufigkeit. Lediglich tendenziell bestand hier bei der Hypersalivation eine gewisse Beziehung. Eine Dosisabhängigkeit bestand lediglich zwischen der maximalen Dosierung und den Nebenwirkungen Schwindel ($p<0,08$), Schläfrigkeit ($p<0,06$) und Hyperhidrosis ($p<0,05$).

Wir können schlußfolgern, daß Clozapin auch bei Kindern und Jugendlichen eine hervorragende Wirksamkeit bei akzeptabler Verträglichkeit zeigt. Dieses Ergebnis muß berücksichtigen, daß die Untersuchungspopulation eine selektierte Gruppe darstellt, da ausschließlich solche Patienten aufgenommen wurden, die auf andere Medikamente nicht ausreichend angesprochen haben oder aber ausgeprägte Nebenwirkungen gezeigt haben. In einer Nachuntersuchung von Patienten, die in unserer Klinik wegen einer schizophrenen Psychose mit sehr frühem Krankheitsbeginn (d.h. vor dem vollendeten 14. Lebensjahr) behandelt wurden, stellten wir fest, daß von den 14 Patienten, die kontinuierlich medikamentös behandelt wurden, 11 Clozapin erhielten.

Eine wirksame antipsychotische Behandlung in einem Lebensalter, in dem die Persönlichkeitsentwicklung noch nicht abgeschlossen und die soziale und berufliche Integration noch nicht ausreichend erfolgt ist, ist von größter Wichtigkeit. Die Behandlung mit Clozapin kann hier neue Möglichkeiten beim Versagen klassischer Antipsychotika eröffnen.

Literatur

Althoff A, Freisleder FJ (1992) Clozapin: Therapieerfahrungen bei psychotischen Jugendlichen. In: Freisleder FJ, Linder M (Hrsg) Aktuelle Entwicklungen in der Kinder- und Jugendpsychiatrie. MMV-Medizin-Verlag, München
Birmaher B, Baker R, Kapur S, Quintana H, Ganguli R (1992) Clozapine in the treatment of adolescents with schizophrenia. J Am Acad Child Adolesc Psychiatr 31(1):160–164
Campbell M, Green WH, Deutsch SI (1985) Child and adolescent psychopharmacology. Sage, Beverly Hills
Campbell M, Gonzalez NM, Ernst M, Silva RR, Werry JS (1993) Antipsychotics (Neuroleptics). In: Werry JS, Amam MG (eds) Practioner's guide to psychoactive drugs for children and adolescents. Plenum, New York London
Geller B (1991) Psychopharmacology of children and adolescents: Pharmakokinetics and relationships of serum/plasma levels to response. Psychopharmacol Bull 27(4):401–409
Kane J, Honigfeld G, Singer J, Meltzer H (1988) Clozapine for the treatment resistenz schizophrenic. Arch Gen Psychiatry 45:789–796
Schmidt MH, Trott G-E, Blanz B, Nissen G (1990) Clozapine medication in adolescents. In: Stefanis CN, Rabavilas AD, Soldatos CR (eds) Psychiatry: A world perspective, vol 1. Excerpta Medica, Amsterdam New York Oxford
Schulz E, Remschmidt H, Martin M (1994) Clozapin in der Kinder- und Jugendpsychiatrie. In: Naber D, Müller-Spahn F (Hrsg) Clozapin, Pharmakologie und Klinik eines atypischen Neuroleptikums. Springer, Berlin Heidelberg New York
Siefen G, Remschmidt H (1986) Behandlungsergebnisse mit Clozapin bei schizophrenen Jugendlichen. Z Kinder-Jugendpsychiatr 14:245–257
Trott G-E, Wirth S, Freisleder FJ (1993) Wirkmechanismen neuer Antipsychotika. Psycho 19(4):235–241
Trott G-E, Menzel M, Friese H-J, Nissen G (1994) Neue pharmakotherapeutische Möglichkeiten in der Schizophrenie-Behandlung. In: Martinius J (Hrsg) Schizophrene Psychosen in der Adoleszenz. Quintessenz, Berlin München

Sachverzeichnis

A

Abnormal Involuntary Movement
 Scale 111
ACE-Hemmer 51
Adjuvans 26
- sedierendes 26
Adoleszentenkrise 106
Adrenozeptor 50
Adsorbens 40
affektive Psychose (s. auch Psychose) 3
Affektveränderung 107
Aggressionszustand 3
Agitation 34
Agranulozytose 15, 30, 54, 73, 89
Agranulozytoserisiko 89
Akathisie 2, 24, 64
akustische Halluzination
 (s. auch Halluzination) 106
Akutbehandlung 109
- medikamentöse 109
Akuttherapie 65, 68
akzessorisches Symptom 71
aliphatische Esterase 40
aliphatische Hydroxylierung 40
Alkohol 40
Alltagsbewältigung 141
Alterskorrelation 156
Amin 53
- sekundäres 53
- tertiäres 53
Amitriptylin 50
Angst 151
Anpassungsstörung 106
Anstaltsneurose 144
H$_2$-Antagonist 54
5HT$_2$-Antagonist 98
Antazidum 40
Antibiotikum 54
Anticholinergikum 40
Antidepressivum 66
Antiepileptikum 49
antihistaminerg 99
Antikonvulsivum 54
Antimykotikum 54
Anti-Parkinsonmittel 66
Antipsychotikum 24
aromatische Hydroxylierung 40
Arzneimittelinteraktion 39, 118
Arzneimittelwirkung 59, 68
- unerwünschte 59, 68
Assertive Community Training
 141
Asterixis 34
Asthenie 100
asymptomatische Leukopenie
 (s. auch Leukopenie) 29
Ataxie 33
Atenolol 155
atypisches Neuroleptikum
 (s. auch Neuroleptikum) 2, 90
Aufdosierung 26
Aufmerksamkeit 111
Autismus 105

B

Barbiturat 40, 51
Behandlungsmaßnahme
 (s. auch Maßnahme) 109
Belastungsreaktion 106
Benperidol 53
Benzisoxazol-Derivat 90
Benzodiazepin 7, 51, 66
Biotransformation 39, 40, 42
Bioverfügbarkeit 43
Biperiden 50
β-Blocker 51
Blutbildveränderung 15
blutschädigende Wirkung 59
Borderline-Persönlichkeitsstörung 3
Butyrophenon 7, 33, 34, 154

C

Carbamazepin 7, 40, 54
Carbamazepin-Zugabe 49
Case-Management 141
Chloralhydrat 51
Chlorprothixen 153
Cholestyramin 40
Chronifizierung 64, 112, 153
chronisch paranoid-haluzinatorisches Syndrom 97
Cimetidin 49, 54
Clozapin-Metabolit 117
Clozapin-N-Oxid 114
Clozapinspiegel 117
Compliance 16, 123, 129
- gute 16
- mäßige 16
- Non-Compliance 123
- Prädiktor der Compliance 129
- schlechte 16
Cytochrom-P450-Enzym 40, 42
Cytochromsystem 119

D

Dauermedikation 126
N-Dealkylierung 40
O-Dealkylierung 40
Delirium 33
Denkstörung 107
Depotpräparat 40, 67
Depression 101
- wahnhafte 101
depressiver Patient 3
Deprivationssyndrom 105
Desaminierung 40
desintegrative Psychose
  (s. auch Psychose) 105
Desipramin 53
N-Desmethyl-Clozapin 114
Differentialblutbild 155
Diltiazem 54
Diphenhydramin 50
L-Dopa-Therapie 71
Dopamin-Rezeptor 50
Dosis 1
Dosisaufsättigung 154
Dosis-Plasmaspiegel-Beziehung 6
Dosisspektrum 25
Doxepin 50
drogeninduzierte Psychose
  (s. auch Psychose) 106
dystone Bewegungsstörung 3

E

EEG-Abnormität 33
EEG-Veränderung 27, 48
Einflußfaktor 40
- extrinsischer 40
- intrinsischer 40
Einnahmeverhalten 59
elektroencephalographischer Hinweis 28
Elimination 41
- renale 41
Eliminationshalbwertszeit 39
Enalapril 51
Enquête-Bericht 133
Enzymhemmung 40
Enzyminduktion 40
Enzyminduktor 39
Eosinophilie 28
EPMS 90
Ergot-Alkaloid 155
Erhaltungsdosis 156
Erregung 151
Ersterkrankung 105
Erythromycin 49
Erythrozytenzahl 155
exogene Psychose 71
extensive metabolizer 42
extrapyramidalmotorische Begleitwirkung 3
extrapyramidalmotorische Nebenwirkung 90
extrapyramidalmotorische Störung 99
extrinsischer Einflußfaktor
  (s. auch Einflußfaktor) 40

F

familienbezogene Maßnahme
  (s. auch Maßnahme) 109
Familienintervention 141
Familieninterventionsverfahren
  (s. auch Verfahren) 145
febrile Temperatur 27
Fertigkeitstraining 147
- soziales 147
Fluoxetin 44
Flupentixol 153
Fluvoxamin 44
Fruchtsaft 40
Frühdyskinesie 24, 64
Frühmanifestation 107

G

gastrointestinales Beschwerdebild 29
gemischte schizoaffektive Störung 34

Sachverzeichnis 161

Gewebeverteilung 40
Gewichtszunahme 44, 100
Glukokortikoid 40
Glukuronsäure 40
Granulozytopoese 53
Griseofulvin 40
gute Compliance (s. auch Compliance) 16

H
Halluzination 106, 107, 151
- akustische 106
- optische 107
Haloperidol 2, 29, 33, 53, 91, 153
Hämoglobinwert 155
hebephren 25, 152
Herzfrequenzsteigerung 155
high pressure liquid chromotography 45
Hirnmaturation 108
Hirnschädigung 108
Histamin-H_1 50
Hospitalisationsdauer 17
Hospitalisationshäufigkeit 17
Hospitalisierungsschaden 144
HPLC (s. high pressure liquid chromotography)
Hydroxylierung 40
- aliphatische 40
- aromatische 40
Hyperhidrosis 155
Hyperorexie 155
Hypersalivation 155, 156
hypersynchrones Potential 28
Hyperventilationsreaktion 155
Hypotonie 51
- orthostatische 51

I
ICD-9 152
iktales Geschehen 28
Indikation 1, 59
Indikationskriterium 62, 63
Informationsverarbeitungsstörung 108
Integriertes Psychologisches Therapieprogramm (IPT) 142, 147
interagierender Wirkstoff (s. auch Wirkstoff) 33
Interaktion 40
- pharmakodynamische 40
- pharmakokinetische 40
Interaktionsphänomen 39, 41
interaktiver serotonerger Mechanismus 34

interferierender Wirkstoff (s. auch Wirkstoff) 33
inter-individuelle Variabilität 114
Intervallbehandlung 126
intra-individuelle Variabilität 115, 116
intrinsischer Einflußfaktor (s. auch Einflußfaktor) 40
Inzidenz 73
- kumulative 73
IPT (s. Integriertes Psychologisches Therapieprogramm)
irreversibler MAO-Hemmer 51

K
Kaffee 40
Kalzium-Antagonist 54
kataton 152
katatone Symptomatik 64
kindliche Psychose (s. auch Psychose) 105
kognitive Leistung 5
kognitiver Faktor 111
kognitives Training (s. auch Training) 145
Kollapsneigung 27
Kombinationsbehandlung 33, 52
Kombinationstherapie 1
Komedikation 39
Kompetenz 108
Konjugation 40
Konsensuskonferenz 111
kontrollierte klinische Anwendung 111
Kontrollmaßnahme (s. auch Maßnahme) 25
Konzentrationsfähigkeit 111
Kortikosteroid 40
Kosten 70
Krampfanfall 49, 53, 112
Krampfschwelle 30, 151
Krankheitsbewältigung 148
Krankheitskonzept 147
Kreatinin-Clearance Dosisanpassung 41
kumulative Inzidenz 73

L
Langzeitbehandlung 1
Langzeitprognose 151
Langzeitstudie 18
Langzeittherapie 65, 68
Lebensqualität 11
Leberenzym 27
Leberenzymanstieg 29
Leberinsuffizienz 40

Lethargie 33
Leukopenie 11, 29, 30, 34
- asymptomatische 29
Leukozytenabfall 27
Leukozytopenie 15
Levomepromazin 50
Lithium 7, 33, 66

M
Magersucht 106
malignes neuroleptisches Syndrom
 (s. auch Syndrom) 34, 53, 63
Manie 3
MAO-Hemmer 51
- irreversibler 51
mäßige Compliance
 (s. auch Compliance) 16
Maßnahme 25, 109
- Behandlungsmaßnahme 109
- familienbezogene 109
- Kontrollmaßnahme 25
- psychotherapeutische 109
- Rehabilitationsmaßnahme 109
Medikamenteninteraktion 39, 42
medikamentöse Akutbehandlung 109
Medikation 24
- rezidivprophylaktische 24
Metabolisierung 42
Metabolit 39, 42, 114
Mianserin 51
Milch 40
Milieutherapie 142
Minussymptomatik (s. auch Symptom) 71, 99
Monotherapie 7, 26, 38, 66, 112
Morbidität 137
- psychiatrische 137
Morbiditätsrisiko 108
Morbus Huntington 3
Morbus Parkinson 3
Müdigkeit 100
Multivarianzanalyse 155
muskarinischer Azetylcholin-Rezeptor 50
myelostimulierende Potenz 37
Myoklonie 34

N
Nahrungsmittel 40
Nebenwirkung 90, 109
- extrapyramidalmotorische 90
Nebenwirkungsrisiko 62

negatives Symptom
 (s. auch Symptom) 71
Negativsymptomatik 1
Neuroleptikum 2, 49, 50, 63, 90
- atypisches 2, 90
- trizyklisches 50
- typisches 63
Neurose 14, 133
neurotoxischer Effekt 33
Neurotoxizität 53
Nichtraucher 45
Niereninsuffizienz 40
Non-Compliance 123
Non-Response 110
Nortriptylin 53

O
Omeprazol 54
optische Halluzination
 (s. auch Halluzination) 107
organisches Psychosyndrom 133
orthostatische Dysregulation 27
orthostatische Hypotonie 51
orthostatischer Kollaps 30
Östrogen 40
N-Oxidation 40
Oxidationsreaktion 40

P
Panzytopenie 34
- tödliche 34
paranoid-halluzinatorisch 25, 94
Parkinsonoid 24, 64
Paroxetin 44
Perazin 153
Pethidin 51
pharmakodynamische Interaktion
 (s. auch Interaktion) 40, 50
Pharmakokinetik 43, 151
pharmakokinetische Interaktion
 (s. auch Interaktion) 40, 49
Phasenprophylaktikum 53
Phenobarbital 54
Phenothiazin 33, 34
Phenytoin 40, 49, 54
Pirenzepin 27
Pisa-Syndrom 34
Plasmaeiweiß 40
Plasmaeliminationshalbwertszeit 45
Plasmakonzentration 43
Plasmaprolaktinspiegel 2
Plasmaspiegel 1, 6, 151
poor metabolizer 42

Popranolol 51
Positivsymptom 4
Prädiktor der Compliance
  (s. auch Compliance) 129
Prävalenz 133
Prazosin 51
produktiv-psychotische Symptomatik 33
Prognose 107
Promethazin 26
Propranolol 49
psychiatrische Morbidität 137
psychoedukativ 142
psychoedukatives Verfahren
  (s. auch Verfahren) 145
psychologisches Therapieverfahren
  (s. auch Therapieverfahren) 141
psychomotorische Unruhe 154
Psychose 2, 3, 71, 105, 106, 133
– affektive 3
– desintegrative 105
– drogeninduzierte 106
– exogene 71
– kindliche 105
– schizoaffektive 2
– Wochenbettpsychose 2
Psychoseform 156
psychosoziales Therapieverfahren
  (s. auch Therapieverfahren) 141
Psychosyndrom 133
– organisches 133
psychotherapeutische Maßnahme
  (s. auch Maßnahme) 109
psychotherapeutisches Verfahren
  (s. auch Verfahren) 138
Psychotherapie 143
Psychotherapieforschung 141

R
Ranitidin 54
Rauchen 40, 45
Rehabilitation 141
Rehabilitationsmaßnahme
  (s. auch Maßnahme) 109
Remission 141
Remoxipirid 2
renale Elimination 41
D 1-Rezeptor 151
D 2-Rezeptor 90, 151
5-HT$_{2C}$-Rezeptor 44
Rezeptoraffinitätsprofil 50
rezidivprophylaktische Medikation 24
Rezidivprophylaxe 1, 59, 99

Rifampizin 40
Risikokind 108
Risikopatient 111
Risperidon 2, 49, 92
Risperidon-Augmentation 100
Rückfallprophylaxe 109
Rückverteilungsmechanismus 40

S
schizoaffektive Psychose
  (s. auch Psychose) 2
schizoaffektive Störung
  (s. auch Störung) 94, 95
schizodepressiv 34
schizomanisch 34
Schizophrenie 94, 107
– negative (Typ-II) 107
– positive (Typ-I) 107
schizophrenieforme Störung
  (s. auch Störung) 94
schlechte Compliance
  (s. auch Compliance) 16
schwarzer Tee 40
Schwellenkonzentration 6, 117
sedierendes Adjuvans 26
sekundäres Amin (s. auch Amin) 53
Selektiver Serotonin-Rückaufnahmehemmer (SSRI) 39, 44, 49
Serotonin 50
Serotonin-reuptake-Hemmer 7
Serumkonzentration 115
Serumspiegeluntersuchung 112
Sinnestäuschung 154
soziales Fertigkeitstraining 147
Sozialpsychiatrie 141
Soziotherapie 142, 143
Spannung 151
Spätdyskinesie 2, 24, 91
Spike-wave-Komplex 155
SSRI (s. Selektiver Serotonin-Rückaufnahmehemmer)
Standardtherapie 154
steady state 49
Stigma-Management 149
Stigmatisierung 148
Störung 94, 95
– schizoaffektive 94, 95
– schizophrenieforme 94
Sulfoxid-Bildung 40
Sulpirid 53
Symptom 33, 71, 107, 151
– akzessorisches 71
– Minussymptomatik 71, 99

- negatives 71, 107
- positives 107
- produktives 151
- produktiv-psychotisches 33
Symptomresistenz 26
Symptomrückbildung 27
Syndrom 34
- malignes neuroleptisches 34

T
Tachykardie 27
Tagesdosis 72
Tagesmüdigkeit 29
tertiäres Amin (s. auch Amin) 53
therapeutischer Schwellenwert 48
Therapie erster Wahl 19
Therapieindikation 25
therapieresistent 1
Therapieresponse 6
Therapieverfahren 141
- psychologisches 141
- psychosoziales 141
Thioridazin 33
Thrombopenie 54
Training 145
- kognitives 145
Transaminase 154
Transaminasenerhöhung 54
Tranylcypromin 51
Tremor 34
trizyklisches Antidepressivum 49, 50
trizyklisches Neuroleptikum 50
typisches Neuroleptikum 63

U
Umweltgift 40
unerwünschte Arzneimittelwirkung 59, 68

V
Valproinsäure 49, 54
Variabilität 114-116
- inter-individuelle 114
- intra-individuelle 115, 116
Variationskoeffizient 115
Verapamil 54
Verfahren 145
- Familieninterventionsverfahren 145
- psychoedukatives 145
- psychotherapeutisches 138
verlängertes Exspirium 27
Verlaufsprädiktor 109
Verordnungsverhalten 59
Verteilungsphänomen 40
Verwirrtheit 34
Vulnerabilität 107, 108
Vulnerabilitäts-Streß-Hypothese 146

W
Wahn 107
wahnhafte Depression 101
Wahnphänomen 106
Wahnsymptom 29
WHO-Studie 133
Wirkstoff 33
- interagierender 33
- interferierender 33
Wochenbettpsychose (s. auch Psychose) 2

Z
zerebrale Erregbarkeit 28
Zotepin 2, 90
Zwangssyndrom 106
Zwillingsstudie 108

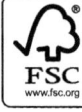

MIX
Papier aus verantwortungsvollen Quellen
Paper from responsible sources
FSC® C105338

If you have any concerns about our products,
you can contact us on
ProductSafety@springernature.com

In case Publisher is established outside the EU,
the EU authorized representative is:
**Springer Nature Customer Service Center GmbH
Europaplatz 3, 69115 Heidelberg, Germany**

Printed by Libri Plureos GmbH
in Hamburg, Germany